上消化道内镜诊断培训

（上卷）

著	平澤俊明
病理监修	河内洋
主　审	张澍田　吴　静　冀　明　吴咏冬　陈光勇
主　译	孟凡冬　刘揆亮　周安妮　连宏建
副主审	翟惠虹　李　巍　韦　键　陈　琨
副主译	侯俊珍　岳　冰　田　昊　胡　晓

北方联合出版传媒（集团）股份有限公司

辽宁科学技术出版社

「Dr. 平澤の上部消化管内視鏡診断セミナー 上巻」
平澤俊明 / 著，河内 洋 / 病理監修

图书在版编目（CIP）数据

上消化道内镜诊断培训 . 上卷 /（日）平泽俊明著；
孟凡冬等主译 . -- 沈阳：辽宁科学技术出版社，2025.
2. -- ISBN 978-7-5591-3996-2

Ⅰ . R570.4

中国国家版本馆 CIP 数据核字第 2024JF6938 号

出版发行：辽宁科学技术出版社
　　　　　（地址：沈阳市和平区十一纬路25号　邮编：110003）
印　刷　者：辽宁鼎籍数码科技有限公司
经　销　者：各地新华书店
幅面尺寸：185 mm × 260 mm
印　　张：12
插　　页：4
字　　数：200千字
出版时间：2025 年 2 月第 1 版
印刷时间：2025 年 2 月第 1 次印刷
责任编辑：丁　一　卢山秀
封面设计：顾　娜
版式设计：袁　舒
责任校对：赵淑新　刘　庶

书　　号：ISBN 978-7-5591-3996-2
定　　价：248.00元

编辑电话：024-23284363，15998252182
邮购热线：024-23284502

本书属首都医科大学附属北京友谊医院国家重点研发计划课题

课题编号：2022YFC3602104

审译委员会

主　审

张澍田　　首都医科大学附属北京友谊医院

吴　静　　首都医科大学附属北京友谊医院

冀　明　　首都医科大学附属北京友谊医院

吴咏冬　　首都医科大学附属北京友谊医院

陈光勇　　首都医科大学附属北京友谊医院

主　译

孟凡冬　　首都医科大学附属北京友谊医院

刘揆亮　　首都医科大学附属北京友谊医院

周安妮　　首都医科大学附属北京友谊医院

连宏建　　首都医科大学附属北京友谊医院

副主审

翟惠虹　　首都医科大学宣武医院

李　巍　　首都医科大学附属北京安贞医院

韦　键　　首都医科大学附属北京友谊医院

陈　琨　　首都医科大学附属北京友谊医院

副主译

侯俊珍　　北京市石景山医院

岳　冰　　首都医科大学附属北京友谊医院

田　昊　　首都医科大学附属北京友谊医院

胡　晓　　四川省人民医院

参译人员

董宁宁　　首都医科大学附属北京友谊医院
古巧燕　　陕西省榆林市第四医院
郝晓雯　　首都医科大学附属北京友谊医院
何　振　　首都医科大学附属北京友谊医院
李红梅　　首都医科大学附属北京友谊医院
李婕琳　　首都医科大学附属北京友谊医院
李文燕　　首都医科大学附属北京友谊医院
李红平　　遵义医科大学附属医院
刘国伟　　上海皓康云医疗科技发展有限公司
刘春涛　　首都医科大学附属北京友谊医院
罗晓雅　　首都医科大学附属北京友谊医院
孟　莹　　首都医科大学附属北京友谊医院
施海韵　　首都医科大学附属北京友谊医院
宋久刚　　首都医科大学附属北京友谊医院
孙秀静　　首都医科大学附属北京友谊医院
田芝雷　　北京朗豪培训学校
王俊雄　　首都医科大学附属北京友谊医院
王文海　　首都医科大学附属北京友谊医院
魏红涛　　首都医科大学附属北京友谊医院
信亮亮　　首都医科大学附属北京友谊医院
杨　迅　　首都医科大学附属北京友谊医院
姚　欣　　首都医科大学附属北京友谊医院
赵海英　　首都医科大学附属北京友谊医院
周巧直　　首都医科大学附属北京友谊医院
周艳华　　首都医科大学附属北京友谊医院
祝建红　　苏州大学附属第二医院

前　言
—传授癌研的经验—

2019 年，在 JDDW（日本消化疾病周）的午餐研讨会上，我有幸发表了关于发现和诊断上消化道肿瘤的演讲。也许是因为题目为"避免漏诊！上消化道内镜——啊，那个胃癌漏掉了！"尽管是会议的第一天，但 1100 个座位还是座无虚席，盛况空前。发现肿瘤是内镜检查最基本的要求。但是，即使已经掌握内镜技术很多年，还是会对此感到困惑，对内镜医生来说，这是一个永远值得探讨的课题，很多医生对这个问题非常感兴趣。

虽然演讲大获成功，但是 15 年前在我刚进入癌研有明医院的时候，不仅从没发现过下咽癌，连诊断表浅型食管癌的经验也没有，更别提发现那种类似胃炎样的早期胃癌，当然我也没有任何关于十二指肠神经内分泌肿瘤的知识。尽管如此，通过在每年食管癌 500 例、胃癌超过 1000 例的诊疗数量庞大的中心学习，师从优秀的前辈们，作为一名内镜医生，我进步得非常快。经过大量的内镜操作，不仅能熟练操控内镜，形成肌肉记忆，下意识地完成动作，还能结合理论知识，凭经验和直觉发现肿瘤。

"我要把这些辛勤学习所获得的经验和知识传授给更多人。"——基于这种想法，我开始写这本书。怎样才能更好地表达和传授呢？把经验性的、直观的内镜技巧和诊断方法传授给别人是一件很困难的事。因此，我阅读了大量书籍，尤其是池上彰的《传达力》，令我茅塞顿开。仅"传达"是不够的，对方是否理解了呢？也就是说能否"传达到"是很重要的。

那么，为了能"传达到"该怎么办呢？一般的医学书都是从专家"讲授"的角度进行撰写的，既难读又难懂。我也有许多医学书最终被闲置、束之高阁。我一边思索着"传达"的方法，一边逛书店，忽然发现了一些面向护士的书籍。内容通俗易懂，排版设计适合读者阅读，还配上了帮助理解内容的插图。"对，就是它！"这就是我想要的东西。当场买了几本针对医务工作者的书，研究撰写方法。可是面向医务工作者的书虽然通俗易懂，但内容深度不够。我这本书是面向专科医生的，希望既具有丰富、精深的医学知识，又能通俗易懂。

经过反复思考和尝试，最终决定采用"指导医师与住院医师对话的形式"。在本书中出场的住院医师是我指导的晚辈，就像 15 年前刚入职癌研有明医院的我一样。由于指导医师对住院医师提出的问题解答得非常详尽，因此读者可以充分地理解所讲述的内容。为了加强视觉记忆，还刊载了许多内镜图片，对于操作技术的讲解则使用了大量视频。本书的宗旨就是让读者充分地理解和领会，"的确如此，原来是这么回事啊"。为此，根据内容的需要，还对与内镜下表现有关的解剖学、生理学、组织学、病理学的知识进行了深入的讲解，尤其是病理，请河内洋医生负责指导，给予了很多有益的建议。

经过近 3 年的苦战，终于完成了初稿。但是，当我重新阅读原稿时，不禁哑然——"这也太无聊了"。两个人的对话不像是棒球里的投接球练习，倒像是自说自话。指导医师和住院医师的形象太接近了。我觉得应该让角色活起来，这样才能吸引人，因此特别选中了大阪出身的住院医师中尾荣祐医生。别看他平日里是个操着关西腔的风趣人物，但内心中却藏着对内镜的炙热之情。拜托他把住院医师的对话改写成了关西方言。关西方言的效果非常好，书中内镜室的对话立刻变得活灵活现。

就这样，我怀着一颗"传达"之心，终于完成了这本书。"即使临床工作非常疲劳，书的内容也能浮现在脑海里"，我很自豪能写出这本书，请大家一定要读一读，今后内镜检查就会变得有趣起来！

读过这本书的医生们，衷心希望你们能发现更多可以治愈的早期肿瘤，以挽救更多患者。

平澤俊明

2022 年 9 月

序

　　上消化道内镜检查是早期发现上消化道恶性肿瘤、实现早诊早治的重要手段。近年来，我国上消化道内镜诊断和治疗蓬勃发展，诊疗水平不断提高。尤其在内镜下切除技术的培训、推广，内镜设备器械的创新以及人工智能辅助诊断方面取得了很大进步。然而，在消化道早癌的预防、筛查、诊断和治疗全链条的精细化和规范化方面仍有进一步提升的空间。上消化道内镜诊断，尤其是白光下的筛查是开展早癌诊治的基础，需要我们给予足够的重视。

　　本书是日本新近出版的一本关于上消化道内镜规范化操作和诊断的专著。该书采用指导医师与住院医师对话的形式，生动翔实地介绍了内镜医生应掌握的上消化道内镜的基础知识、规范化操作和诊断方法。通过精美的内镜图片和视频进行细致的讲解，不仅适合初学者，也适合具有一定内镜基础，希望在诊断精细化方面进一步提高的医生。此外，作为上消化道内镜的基础读物，也适合内镜护士和技师学习。首都医科大学附属北京友谊医院、国家消化系统疾病临床医学研究中心、消化分中心团队一直致力于消化道早癌的早诊早治和消化内镜医师的规范化培训。通过翻译此书，希望能为国内的内镜医师、护士和技师提供一本有益的参考书。衷心希望大家通过学习本书有所收获，最后，也要衷心感谢为本书的翻译和出版辛苦付出的北京友谊医院消化内科团队和兄弟医院的同道，以及辽宁科学技术出版社的编辑！

张澍田

2024 年 5 月

目录

上消化道内镜诊断培训（上卷）

目 录

出场人物介绍

指导医师

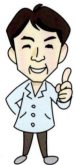

在肿瘤专科医院担任内镜指导医师，从事内镜工作已有 20 余年。热爱内镜胜过一日三餐。乐于分享所学，指导后辈，有时稍微"啰嗦"，也只是因为想从本质上理解事物，而不仅是表面。生于东京，也在东京长大。最近，稍稍有发胖的迹象，开始跑马拉松。梦想是攻克世界上的一切胃癌。

住院医师

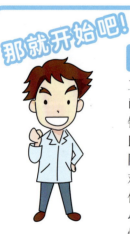

工作六年的医师。完成了消化内科专科培训，感觉已经掌握了全部内镜技能。于是，为了学习癌的内镜诊断，开始在东京的一家肿瘤专科医院进行住院医师培训，也渐渐地感受到自身实力的差距。在大阪出生长大。毫无意外的，是阪神虎队的球迷。喜欢御好烧、章鱼烧和串烧。在东京生活了半年，还保留着浓重的大阪口音。风趣幽默，是内镜室的开心果。对内镜的热情不输给任何人。梦想是出演《热情大陆》（日本的一项人物纪录片节目，译者注）。

第 1 章

内镜发展史

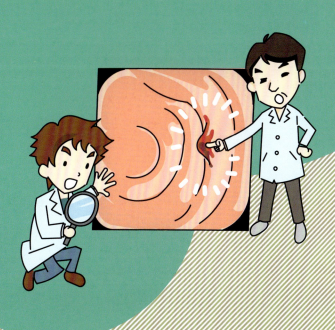

1 从"胃内照相机"到"电子内镜"的发展史

1. 内镜发展史

住院医师：接下来，开始学习胃镜了！

指导医师：年轻人，你以前见过"胃镜"吗？

住院医师：当然，我每天都能看到它！

指导医师：你说的"它"并不是我所说的"胃镜"，我们现在所使用的镜子是电子内镜（scope）。另外，纤维内镜这个说法其实也是不对的哦！

住院医师：啊？"胃镜""纤维内镜"和"电子内镜"竟然不一样啊？

指导医师：当然不一样啦，但是很多人都不知道。让我们先来看看在昭和、平成以及令和年代，不同时期的内镜是如何发展的（图 1）。

昭和	1950 年（昭和 25 年）胃内照相机 1 号　发明
	1964 年（昭和 39 年）纤维内镜上市
	1985 年（昭和 60 年）电子内镜上市
平成	1991 年（平成 3 年）放大内镜上市
	2006 年（平成 18 年）NBI 系统研发上市
令和	2019 年（平成 31 年）AI 诊断 EndoBRAIN 上市
	2020 年（令和 2 年）AI 诊断 EndoBRAIN-EYE 上市

图 1　内镜发展史

2. 在屏幕上观察到胃内的情况——胃内照相机的研发

指导医师：这个故事可以追溯到1949年（昭和24年），当时还处于战后动荡时期。那时，东京大学附属医院的医生宇治达郎正苦于如何治疗进展期胃癌。在那个年代，胃癌被认为是一种不治之症，因为多数情况下，发现胃癌时患者已经发生全身转移。宇治医生想："如果有一种照相机可以显示胃内情况，就能早期发现胃癌了。"于是他开始与奥林巴斯公司合作开发胃内照相机。据说，"将照相机的所有功能装入一个直径仅12mm的管子里"，这在当时技术更加先进的欧洲和美国也是无法实现的。然而，日本年轻的工程师和医生却接受了这个挑战。最终，在1950年（昭和25年），第一台胃内照相机诞生了！(图2)

住院医师：能在那个时期发明胃内照相机真是太了不起了。顺便问一下，当时的胃内照相机和今天的电子内镜有什么区别？

指导医师：电子内镜可以通过显示器观察图像，而胃内照相机只是在内镜的前端安装了一个镜头和胶片，即安装了一个小型照相机。使用时像插胃管一样经口盲插送入胃内。当操作者确认相机已经到达胃部后，就可以通过操作手柄，控制闪光灯拍照了，还可以通过钢丝牵引进行卷片。检查结束后回收胶片、冲洗显像，这样就能看到胃内情况了。

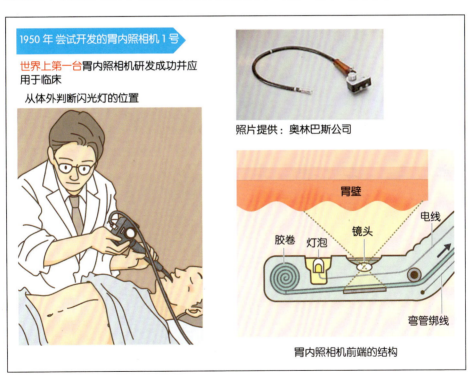

图2 胃内照相机的结构和组成

住院医师：这样拍照，很难知道自己拍的是什么地方吧？

指导医师：在某种程度上，这些照片看起来像是拍摄到了想要拍照的部位。从体外透过皮肤观察胃内闪光灯的光线，可以确认相机在胃内的大致部位。然而，检查结束后回收并冲洗胶片时，还是可以看到许多因距离胃壁过近，无法清楚识别拍照部位的照片。

即便如此，我们还是看到了从来没有见过的胃内部情况，这是向"发现早期胃癌"迈出的至关重要的第一步。

关于第一台"胃内照相机"开发的故事，已经载入《光之壁画》这部小说，而名为《X计划：挑战者们去发现癌吧！——完全国产制造胃镜的开发史》的DVD正在销售。我希望所有内镜医生都能去看一看！

住院医师：好的，我会买的，相信这一定是一部热血人生剧。

3. 可以实时观察胃内情况——纤维内镜的开发

住院医师：虽说如此，但是如果在检查中不能直接观察胃的内部，就可能出现想拍的地方没有拍到的情况，那可就麻烦了。

指导医师：是的，的确遇到了难题。因此，在20世纪60年代，研究人员将研发重点放在了一种新型材料"光导纤维"上。在光导纤维中传输的光线可以弯曲前进，从一端连续反射到另一端。因此，通过将光导纤维连接在内镜前端的镜头上，检查者就能实时观察胃内情况了。这种"具有光导纤维的胃内照相机"大约诞生于1964年（昭和39年）（图3）。

住院医师：当时年长的医生总会说："在过去的光纤时代……"原来指的就是这种纤维内镜啊！

指导医师：没错，我没用过这种内镜，但是老一辈的医生用过。

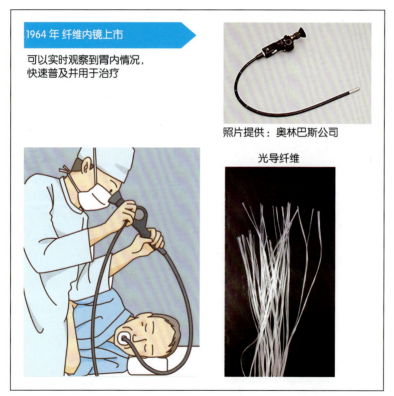

图3　纤维内镜的结构和组成

4. 通过显示器分享图像——电子内镜的开发

住院医师：就纤维内镜而言，是不是只有操作者才能看到胃内的图像呢？

指导医师：没错，纤维内镜最大的缺点就是助手和实习生都无法看到内镜的图像。为了克服这个缺点，1985 年（昭和 60 年）开发出了我们现在所使用的电子内镜（图 4）。该内镜的前端装有固体图像传感器（CCD）。

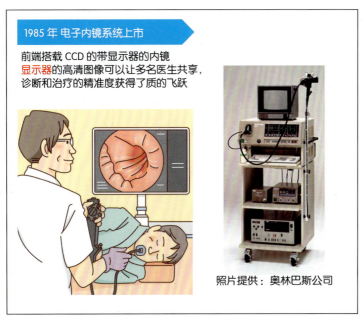

图 4　使用电子内镜检查

住院医师：什么是固体图像传感器（CCD）？

指导医师：简单地说，它是一个将光信号转换为电信号的元件。被物镜反射的胃内图像首先通过 CCD 转换为电信号，再经过内镜中的电缆传输到一个视频处理器中进行信号处理，最后，胃内图像被投射到显示器上（图 5）。

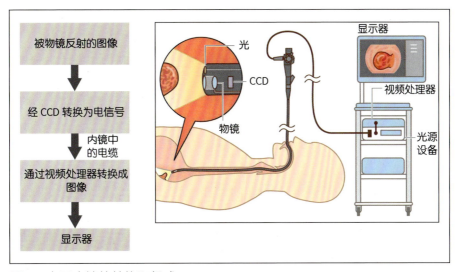

图 5　电子内镜的结构和组成

5. 使用正确的术语 (图6)

住院医师：哇，我过去一直认为"胃镜（此处指胃内照相机，译者注）"、纤维内镜和电子内镜都是一样的，这是我第一次弄清楚它们之间的区别！另外，我们有时说"内镜"，有时说"scope"，这难道不是同样的意思吗？

指导医师："内镜"和"scope"仅是日语和英语的区别，用哪个都行。

住院医师：我们还经常使用 GF 这个缩写，这是正确的用法吗？

指导医师：GF 是 gastro-fiberscope 的缩写，而我们现在所使用的电子内镜并不使用光导纤维，因此，GF 这个词其实是个错误说法，但许多医生并不知道。

住院医师：那么正确的缩写应该是什么呢？

指导医师：由日本消化内镜学会编写的《消化内镜术语集》将其描述为"上消化道内镜：esophagogastro duodenoscopy（EGD）"，因此，在病例记录时使用 EGD 更准确。在会议演讲或撰写论文时，应使用正确的术语，参考上述术语集和《癌症处理规范》。

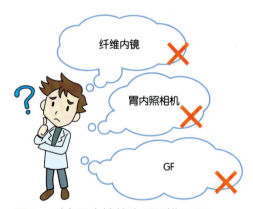

图 6 对电子内镜的称呼弄错了吗？

好好理解"胃内照相机"真正的意义！

2 放大内镜的开发

指导医师：自 20 世纪 60 年代以来，人们一直尝试着像使用显微镜一样的仪器对胃黏膜进行放大观察、诊断疾病，并研究开发了具有放大功能的早期放大内镜。现在我们所使用的通过移动物镜镜头来进行放大的内镜是由町田制造厂开发的，曾于 1970 年报道。该公司于 1977 年开发的放大内镜可以将物体放大至 30 倍，可以更详细地观察胃黏膜结构。

住院医师：原来放大内镜研发的历史这么悠久啊，真是令人感叹！

指导医师：放大内镜实际上是在奥林巴斯公司于 1991 年（平成 3 年）推出的 GIF-200Z 电子放大内镜（最大放大倍数为 35 倍），之后才开始被广泛使用的。放大内镜通过观察小凹水平的胃黏膜上皮，对胃炎和胃癌的诊断做出了贡献。目前广泛使用的 GIF-H290Z 可以将物体放大至 85 倍（图 1）。

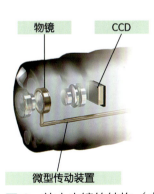
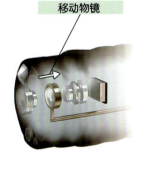

物镜　　CCD

移动物镜

微型传动装置

图 1　放大内镜的结构（内镜前端）
通过微型传动装置移动物镜，实现光学放大。
图片来源：奥林巴斯公司

住院医师：现在治疗前进行放大内镜精查已经变得必不可少了……

3 通过窄带光成像观察（NBI、BLI）诊断的进展

1. 什么是NBI？

指导医师：NBI（Narrow Band Imaging）是比放大内镜更加杰出的技术创新，在日语中称为窄带光成像观察。这种新的光学技术使内镜诊断获得了巨大的飞跃。而NBI的开发者奥林巴斯公司的后野和弘先生，也因此被授予紫绶褒章（是日本政府所颁发的褒章之一，授予学术、艺术、运动领域中具有卓著贡献的人，译者注）。

住院医师：说起紫绶褒章，那可是天皇授予的价值极高的奖项啊！

指导医师：这说明NBI具有很大的影响力。NBI系统自2006年（平成18年）上市以来，因其具有的临床实用性，在全世界范围内获得迅速推广。

住院医师：听说NBI能使图像变成褐色，有助于发现肿瘤，但说老实话，我还不太了解它的原理……

指导医师：那让我来详细解释一下NBI吧（图1）。内镜的白光是由光的三原色蓝、绿、红三种光组成的。波长越长，光线就越能到达组织的深处。波长较短的蓝、绿光在黏膜浅层反射，而波长较长的红光则在深层反射（图1A）。NBI利用特殊的滤光片滤掉波长较长的红光，集中透过波长较短的410nm蓝光和540nm绿光这两种窄带光。可以清晰地显示黏膜表面的血管和结构，更详细地观察黏膜病变（图1B）。此外，NBI的波长易于被血红蛋白所吸收，因此可以更加清楚地显示血管。

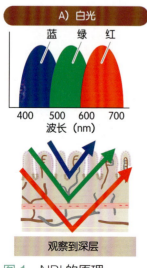
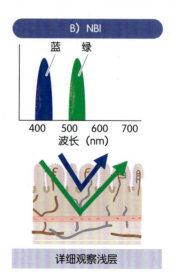

图1　NBI的原理

指导医师：我们来看一下这个食管早癌的病例（图 2）。尽管病变大小已经达到了 45mm，但是在白光下却很难被识别（图 2A）。虽然在病变处可以看到血管透见消失，但是这种微小的变化很容易被遗漏。而 NBI 则通过仅能到达黏膜浅层的窄带光，使表浅肿瘤的区域变成褐色区（brownish area），令其更加明显（图 2B）。这样，病变就不会被漏掉了。

住院医师：原来如此啊！NBI 使用了仅能到达浅层的窄带光，因此可以更加详细地观察黏膜浅层，我终于搞明白啦！

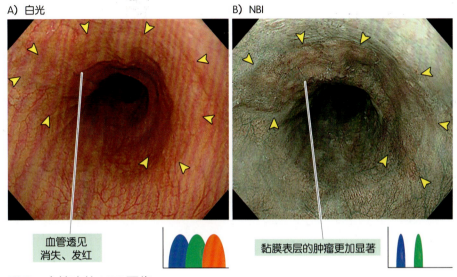

A）白光   B）NBI

血管透见
消失、发红

黏膜表层的肿瘤更加显著

图 2　食管癌的 NBI 图像

指导医师：NBI 技术对内镜的诊断学产生了巨大影响，这绝对是一个划时代的发明！

2. NBI 和 BLI 有什么区别?

住院医师：由富士胶片医疗有限公司开发的蓝激光成像技术（Blue LASER Imaging，BLI）、联动成像技术（Linked Color Imaging，LCI）和 NBI 技术之间有什么区别呢？

指导医师：BLI 在短波长窄带光的基础上增加了不同亮度的白光，从而可以获得类似于 NBI 的图像（图 3）。BLI-明亮（BLI-bright）模式中增加了白光的强度，使图像显得更加明亮（图 4）。LCI 则是在 BLI-bright 模式的基础上，进一步重新调节色彩，强化了红色，突显色调之间的差异（图 5）。

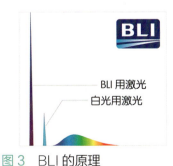

BLI 用激光
白光用激光

图 3　BLI 的原理
图片来源：富士胶片医疗有限公司

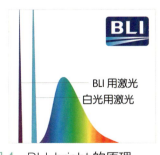

BLI 用激光
白光用激光

图 4　BLI-bright 的原理
图片来源：富士胶片医疗有限公司

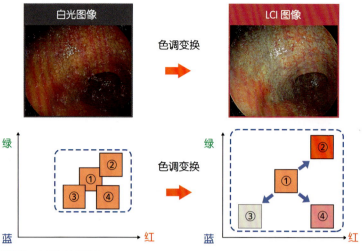

图5 LCI 的原理
图片来源：富士胶片医疗有限公司

要点　NBI、BLI 是用于观察黏膜浅层的新型光学工程技术。

住院医师：我们经常使用"图像增强内镜（image-enhanced endoscopy：IEE）"这个词，但是 IEE=NBI、BLI 吗？

指导医师：实际上它们并不一样。内镜观察法可以分为 5 类：①常规观察（白光，white light imaging：WLI）。②图像增强观察（IEE）。③放大内镜观察。④显微内镜观察。⑤断层成像。而图像增强观察法则根据获得图像增强效果的方法，进一步细分为数字法、光数字法和染色法等亚类（图 6）。换言之，IEE 中也包括喷洒靛胭脂的对比法和通过喷碘液染色的染色法。而 NBI、BLI 和 LCI 则被归为 IEE 中的窄带成像法。

住院医师：没想到靛胭脂染色也属于 IEE 中的一种！

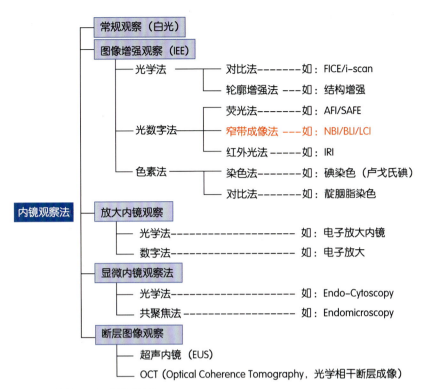

图 6　内镜观察法的分类

（根据文献修改 [2] 并转载）

4　人工智能内镜诊断

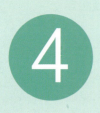

住院医师：最近内镜诊断最火的话题是人工智能（AI）！

指导医师：在平成时代（1989 年 1 月 8 日—2019 年 4 月 30 日）末期，借助细胞内镜（Endcyto），开发了可以用于鉴别结肠息肉是肿瘤性的还是非肿瘤性的 AI——"EndoBRAIN"并上市。之后，在令和时代（2019 年 5 月 1 日之后），相继开发并批准了更具实用性的 AI，如"EndoBRAIN-EYE""WISE VISION 内镜图像分析 AI"和"ENDO-AID"，它们可以在肠镜检查期间实时辅助检测结肠肿瘤，感觉就像 AI 战国时代一样。

住院医师：我们也正在开发胃癌诊断的 AI 设备吧？

指导医师：由于存在背景黏膜的炎症，胃癌的 AI 诊断（图 1）比结肠更困难。不过，估计再过一段时间就能用于临床了。如果 AI 诊断能在全球范围内得到推广，一定可以提高内镜诊断的质量，促进同质化。

住院医师：如果内镜 AI 真能用于临床，我们就用不着那么辛苦学习了！（笑）

指导医师：……话可不能这么说。AI 仅是内镜诊断的辅助工具，最终确诊还得靠医生。我们内镜医生仍需不断地提高诊断技能，不能全都交给 AI！

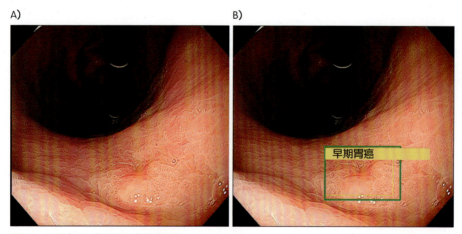

图 1　通过 AI 发现和诊断胃癌

A）胃角后壁，0-IIc，6mm，tub1，pT1a（M）的病变；B）黄框为 AI 诊断早期胃癌的部位，与医生标注的绿框基本一致。

第 1 章的参考书、DVD、URL

- ●オリンパス株式会社：おなかの健康ドットコム
  内視鏡の歴史はオリンパス社の歴史でもあります.
  https://www.onaka-kenko.com/endoscope-closeup/endoscope-history/
- ●杉浦研究所：胃カメラを知っていますか（胃カメラ開発）
  開発者の杉浦睦夫の話が中心に記載されています. 当時のメディア掲載情報もまとまっています.
  http://ikamera.jp/kaihatsu/
- ●『光る壁画』（吉村 昭 / 著）, 新潮社, 1984
- ●『プロジェクト X 挑戦者たちガンを探し出せ～完全国産・胃カメラ開発～』NHK エンタープライズ, 2011

第 1 章的参考文献

[1]「消化器内視鏡用語集 第 4 版」（日本消化器内視鏡学会用語委員会 / 編）, 医学図書出版, 2018
[2] 田尻久雄, 丹羽 文：内視鏡観察法の分類と定義. Gastroenterol Endosc, 51：1677-1685, 2009
[3] Hirasawa T, et al：Application of artificial intelligence using a convolutional neural network for detecting gastric cancer in endoscopic images. Gastric Cancer, 21：653-660, 2018

休息一下　AI 的出现会使内镜医生被淘汰吗？

在深度学习革新技术之后，AI 的图像识别能力已经超过了人类。内镜诊断其实就是图像识别，特别适合 AI，因此内镜 AI 的研发开展得如火如荼。最近，还有报道认为 AI 已经超过了内镜医生的诊断能力[1]。随着内镜 AI 的进一步发展，内镜医生是否会沦为仅能进行内镜操作的工具人呢？

不会的，这种论调纯粹是杞人忧天。AI 只能在画面稳定、无黏液附着的清晰图像中开展诊断，对于那些未能进入观察视野内的病变根本就无从发现。从法律意义上讲，AI 也无权做出最终诊断，内镜 AI 只是辅助医生诊断的工具。进行安全、无痛苦的内镜操作，全面观察并做出最终诊断，说到底还是医生的责任。如果内镜医生能充分利用这个称为 AI 的工具，一定会迎来内镜诊断的新时代。

[1]Ikenoyama Y, et al：Detecting early gastric cancer: Comparison between the diagnostic ability of convolutional neural networks and endoscopists. Dig Endosc, 33：141-150, 2021

① 就这样，我来到了癌研医院

　　这一次平澤医生向我提出了一个全新的任务"关西方言改编"。我是来自大阪的中尾栄祐，因为获得了这次写专栏的机会，所以想谈谈我来癌研医院这 3 年多的感受！

　　来癌研医院之前的 5 年间，我在大阪急救医院工作，不仅治疗消化系统疾病，也治疗肺炎、心衰等其他疾病。

　　虽然在工作中有很高的成就感，但是在内心深处还是希望进一步学习更多的专业知识，尤其是消化道早癌的诊断和治疗。在某一年的夏天，我曾经去癌研医院参观……内镜诊疗数量之大令人吃惊，当我看到医务人员满怀热情地努力工作时深受震撼，萌发了"我要在这里接受培训！"的强烈愿望。

　　突然想问一下，读者们对于"癌研医院"的印象如何？说实话，我觉得它就是"一个超级精英的聚集地"。"像我这种人，就算去了也不可能跟上他们的脚步……"说老实话，我有点胆怯。那么，到了癌研医院以后，情况如何呢？（请继续观看我的奋斗日记②）

（中尾栄祐）

第 2 章

检查前的准备

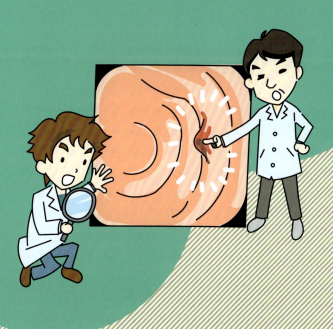

1　何谓无遗漏的检查?

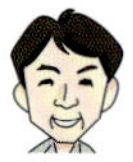

指导医师：那么，要想做到不漏诊癌，你认为最重要的是什么?

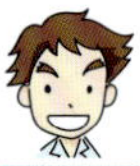

住院医师：我觉得当然是仔细发现病变了!

指导医师：从萎缩性胃炎的背景中发现类似胃炎样的胃癌当然很重要。但是，如果病变不在观察视野内，就无从发现。要想发现肿瘤，首先需要进行检查前的准备，例如限制饮食，检查内镜设备，预处理也很重要。在检查过程中，除了在观察前进行适当地冲洗以外，还要掌握"全面观察"的技术，不要遗漏任何部位。只有认真地完成每一个步骤，才能最终发现病变。

住院医师：因此，做好进镜前的准备也很重要!

指导医师：是的，那就让我们来逐个详细了解一下这些步骤吧（图 1）。

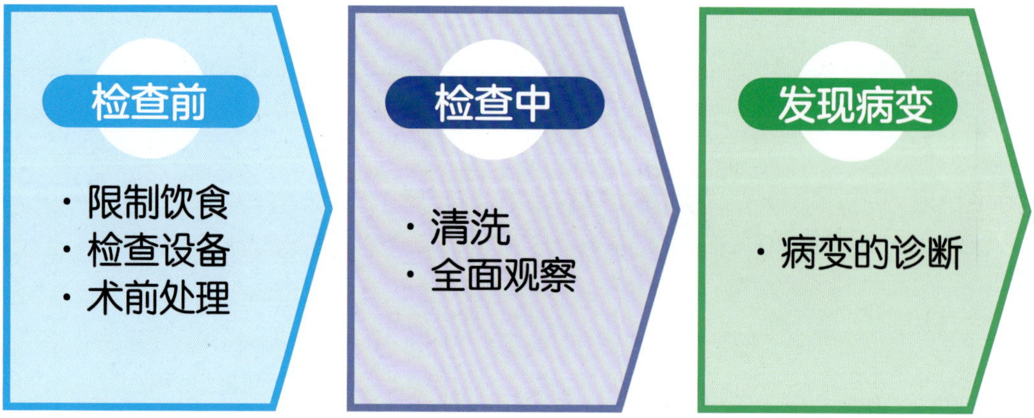

检查前
- 限制饮食
- 检查设备
- 术前处理

检查中
- 清洗
- 全面观察

发现病变
- 病变的诊断

图 1　内镜检查时避免漏诊所需的必要准备

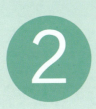

2　饮食、饮水限制

指导医师：首先，让我们来看看检查前的饮食限制。这是癌研有明医院检查前的指导说明（图 1）。

致接受上消化道内镜检查的癌研花子先生 / 女士		
		说明人　癌研　太郎
检查前2天	饮食	□胃、食管手术后的患者（不包括胃全切术） 由于食物的消化需要花费一定时间，因此，从检查前 2 天开始应注意饮食，例如：稀饭、素乌冬面、素面、吐司面包、面包卷、豆腐、鸡蛋、白肉鱼类、味噌汤、汤、饼干
		检查时若有食物残留在胃内，残留的食物可能进入气管导致窒息或吸入性肺炎
检查前1天	饮食	□晚餐需在 20:00 前结束
		□胃、食管手术后的患者（不包括胃全切术） 晚餐需在 18:00 前完成 例如：浓汤、清汤、味噌汤（只含豆腐）、果冻饮料、布丁、酸奶
检查当天	饮食	请勿进食
	饮水	检查前1小时内不能饮水、运动饮料、茶 请勿饮用咖啡、牛奶和果汁
	服药	●糖尿病患者请勿注射胰岛素 ●请勿口服降糖药 ●治疗心脏病、高血压、哮喘、癫痫、抗过敏等药物，以及镇痛剂、精神类镇静剂和类固醇类药物，无须停药，请一定在家服药后再来就诊 为了安全起见，请不要自行停药
		●服用抗血栓药（稀释血液的药物）的患者，请遵照主管医生的指导，在检查问诊时告诉护士
注意事项		●年龄大于 80 岁且独自就诊和需要使用拐杖、轮椅的患者，在无人陪同的情况下，不能给予镇痛药 ●希望使用镇静剂的患者，注意检查后不要骑自行车、驾驶摩托车或机动车 ●如果正在治疗青光眼，请务必先与眼科医生确认可否使用镇静剂，以免造成眼压升高加重病情 ●请携带药物手册 ●请不要吸烟 ●检查中如果取活检，检查当日请不要饮酒 ●胃造瘘或肠造瘘的患者请咨询医生
◆检查后，如果感觉不适，出现腹痛或黑便等，请及时联系我们 ◆预约和症状咨询 复诊服务中心（工作日 9:00—16:30）03－×××× - ×××× 休息日、夜间、工作时间以外、急诊（16:00—8:30）03－×××× - ×××× 联系时，请准备好挂号单，告诉我们您的就诊号和姓名		

图 1　上消化道内镜检查前说明

1. 饮食限制

指导医师：几乎每家医院都会提供给患者一份检查前的注意事项并对患者进行指导，多数医院规定检查前一天的晚餐应在20∶00以前吃完。

住院医师：部分胃癌术后的患者可能会出现食物潴留的情况吧。

指导医师：残胃的蠕动功能会下降，因此常会出现食物潴留的情况，尤其是保留幽门的胃切除术后，更容易发生食物潴留。对于存在自主神经功能障碍的患者，如糖尿病或帕金森，由于胃排空功能减低，在这方面应格外注意。因为我们医院有很多胃癌术后患者，所以我们也制定了专门针对这类患者的指导说明。对于胃切除术后的患者，我们要求手术前一天的晚餐必须在18∶00以前吃完，而且晚餐只能选择米汤或菜汤类。

住院医师：普通人也会出现食物潴留的情况吗？

指导医师：有时候也会发生。让我们看一下图2的内镜图像。

A)   B)

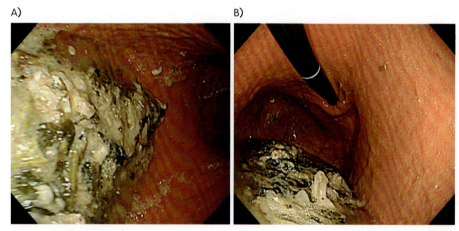

图2　大量食物残渣

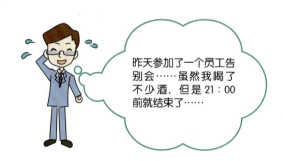

昨天参加了一个员工告别会……虽然我喝了不少酒，但是21∶00前就结束了……

住院医师：这可有点麻烦啊，大量食物残渣，没法看啊……

指导医师：这位患者既往没有特殊的基础疾病，但据说因为前一天参加宴会，所以未遵守饮食限制，还喝了很多酒。少量饮酒可以促进胃部蠕动，但是过量饮酒则会导致胃蠕动功能下降。

住院医师：就像饮酒过度，第二天早上会感到胃部不适一样。

2. 饮水限制

指导医师：接下来，让我们来分析一下有关水分摄入的问题。从我一开始做内镜起，就规定检查前从一大早就开始禁止饮水，因此有些人可能会出现脱水的情况。

住院医师：这是为什么呢？

指导医师：我觉得是因为进镜时的刺激可能会诱发呕吐，呕吐胃内潴留的液体可导致发生误吸的风险。但实际上，如果只是液体潴留的话，我们可以通过内镜吸引的方法吸出液体。因此，目前认为无须严格限制饮水，相反，脱水反而会引发问题。癌研医院的说明书上明确写着"直到检查前1个小时都可以饮水、喝运动饮料或喝茶"。

住院医师：这么说来，医生还是建议饮水的。

指导医师：尽管说明书上写着"当天可以饮水"，但是老年患者大多都不怎么喝水。在门诊时，我们会建议患者"在检查前喝运动饮料等"，就是为了预防脱水和发生低血糖，并保证胃内的清洗效果。

要点

在内镜检查前建议饮水。
不仅可以预防脱水和低血糖，还能保证胃内的清洗效果。

3 设备检查

1. 检查内镜的弯曲角度

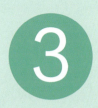指导医师：现在，让我们来看看内镜设备的维护。看看图 1 中的两条内镜，你怎么看？

住院医师：左右两条内镜的弯曲角度完全不同嘛！

指导医师：随着内镜使用次数的增加，控制其前端弯曲角度的牵引钢丝会松弛，弯曲角度也会减小。尤其是在倒镜观察胃内时，如果弯曲角度不够，就会导致对胃体小弯至贲门观察不充分。后面我会展示具体实例的图像（图 2）。

住院医师：原来内镜角度不够还会影响观察啊！

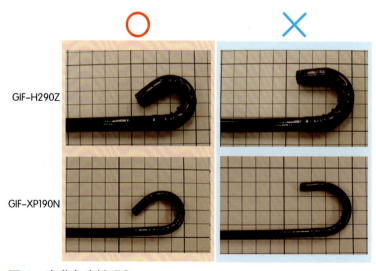

图 1 弯曲角度够吗？

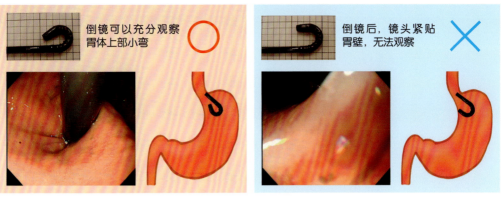

图2　角度不同，观察效果不同

住院医师：当角度不够时，我们该怎么办呢？

指导医师：出现这种情况时只能送去修理，将牵引钢丝重新缠绕后就能恢复原状了。内镜弯曲部的构造如图所示（图3、图4），牢记这点很重要。在进镜前，一定要养成习惯，检查内镜弯曲角度，看看能弯到什么程度。不同种类的内镜其弯曲角度也有很大差异。

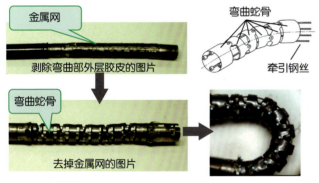

图3　弯曲部

剥除弯曲部外层的胶皮后可以看到金属网，金属网下面连接着称为弯曲蛇骨的环状金属结构。弯曲蛇骨由多个环状金属连接而成，其内侧有牵引钢丝。通过牵动钢丝，弯曲蛇骨就能像人体关节一样活动，就能实现弯曲了。

图片来源：奥林巴斯公司

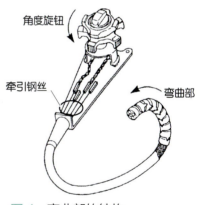

图4　弯曲部的结构

通过操控4根牵引钢丝，可使内镜前端向上、下、右、左4个方向弯曲。

图片来源：奥林巴斯公司

2. 检查注气、注水

指导医师：接下来让我们看看这个病例（图5）。

病例1 40余岁，女性

现病史：因食欲不振接受内镜检查，发现胃壁伸展性欠佳，怀疑胃硬癌，转诊至我院。

既往史：无

口服药物：无

个人史：吸烟（-），饮酒（-）

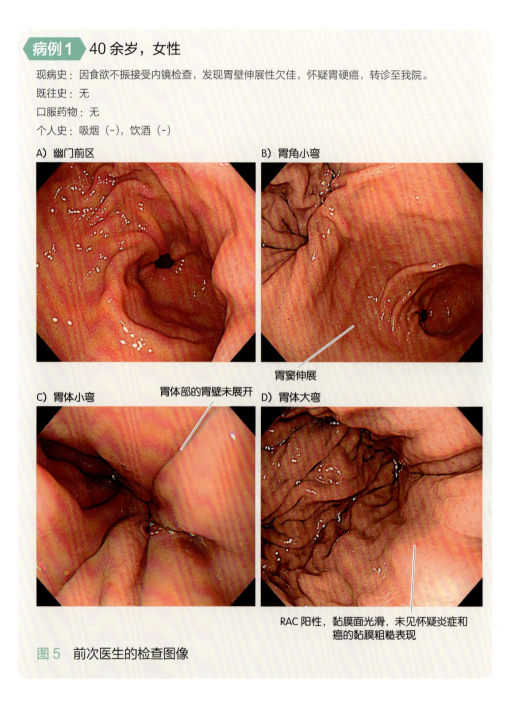

A）幽门前区

B）胃角小弯

胃窦伸展

胃体部的胃壁未展开

C）胃体小弯

D）胃体大弯

RAC阳性，黏膜面光滑，未见怀疑炎症和癌的黏膜粗糙表现

图5 前次医生的检查图像

住院医师：看起来胃体部的胃壁确实没有展开（图5C），这是胃硬癌吧？可是黏膜表面却很光滑呀（图5D）。

指导医师：是的，我也有同感，这一点似乎与胃硬癌不符。那么，让我们来看看我们医院检查的内镜图像吧（图6）。

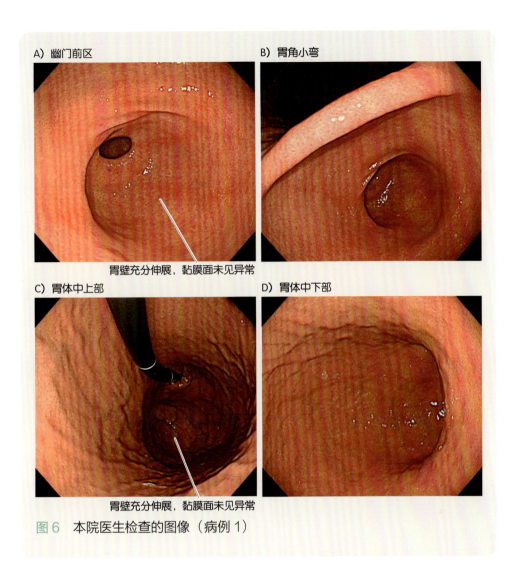

A）幽门前区　　　　　　　　　　　B）胃角小弯

胃壁充分伸展，黏膜面未见异常

C）胃体中上部　　　　　　　　　　D）胃体中下部

胃壁充分伸展，黏膜面未见异常

图6　本院医生检查的图像（病例1）

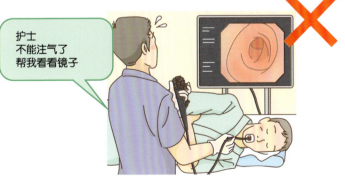

住院医师：哎呀，这可完全不一样啊！这到底是怎么回事呢……

指导医师：我推测前一家医院可能是在注气按钮异常的情况下进行了检查，但是他们并没有注意到这一点，导致胃腔未能充分展开，因此诊断了胃硬癌。

住院医师：真会发生这种事吗？

指导医师：是的。每隔几年我们医院都会接诊一例这种所谓的"伪胃硬癌"。顺便问一下，你知道当内镜无法正常注气时，可能是哪里出现问题了吗？

住院医师：我通常都让护士处理……

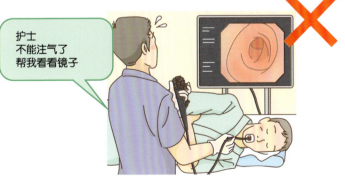

护士不能注气了帮我看看镜子

第2章

指导医师：作为医生，我们也应该了解内镜的结构。由于经常会出现注气、注水故障，因此我们应该学会自己解决问题。下面是关于注气、注水和吸引结构的示意图（图7～图9）。

A)

不操作时

吸引按钮

→ 注气

注气、注水按钮

注气通道

气泵（光源设备内部）

B)

堵住注气、注水按钮

堵住

注气

注气通道

气泵（光源设备内部）

图 7　注气的原理

A）当未堵住注气、注水按钮时，空气会从注气、注水按钮中央的孔（气孔）中流出。
B）当用手指堵住注气、注水按钮的气孔时，空气就会从内镜前端的注气、注水口中流出。

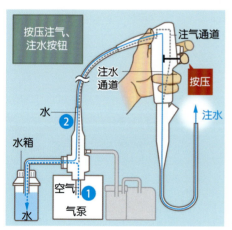

按压注气、注水按钮

注气通道

注水通道

按压

水

②

水箱

注水

空气 ①

气泵

水

图 8　注水的原理

当按下注气、注水按钮时，注气通道被封闭，压力传至水箱（❶）。借此压力，水从注水通道中被挤出，并从内镜前端的注气、注水口中流出（❷）。

从按下按钮至开始注水需要花费一定时间，这是因为经过一定时间才能达到足够的压力，而且水从水箱流到内镜前端也需要花费一定时间。

此外，当水箱的盖子松动时就无法产生足够的压力，导致无法注水。

A)

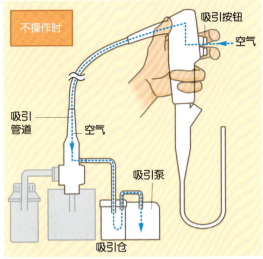

不操作时

吸引按钮

空气

吸引管道

空气

吸引泵

吸引仓

B)

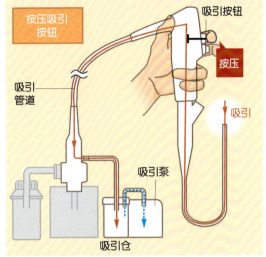

按压吸引按钮

吸引按钮

按压

吸引管道

吸引泵

吸引

吸引仓

图9　吸引的原理

A）通常情况下，空气可以从吸引按钮的空隙被吸入。

B）当按下吸引按钮时，吸引通道被打开，内镜前端产生负压，从而实现吸引。

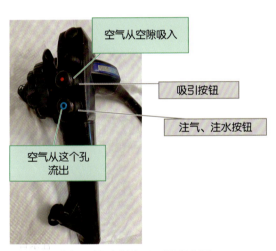

空气从空隙吸入

吸引按钮

注气、注水按钮

空气从这个孔流出

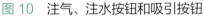

图10　注气、注水按钮和吸引按钮

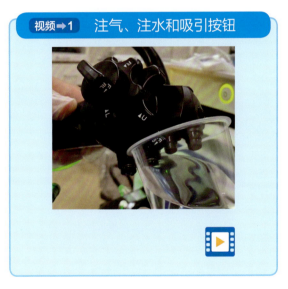

视频➡1　注气、注水和吸引按钮

指导医师：你知道在内镜检查室中听到的"滋滋"声是从哪里来的吗？

住院医师：这个嘛……是哪里来的呢？

指导医师：这个声音是从吸引按钮（红色按钮）来的（图10）。当把水放在靠近这里的位置，水就能被正常吸走，让我们来看看视频吧（视频➡1）。

住院医师：原来是在吸引按钮处产生了负压啊！

指导医师：没错。当按下吸引按钮时，内镜前端的活检孔（吸引口）处就会产生负压。因此，了解内镜系统的结构是最基本的要求。

指导医师：不仅是注气，注水也经常会出现问题。

住院医师：是啊，有时候会很令人困扰的。

指导医师：在注气、注水过程中，无论哪一步出现问题，都无法正常进行注气和注水。应注意空气和水在中途会共用一个管道（图11），而且空气和水都是从前端的通道口中喷出来的。因此，如果无法正常注水，同样也会无法正常注气。常见的注水和注气故障是水瓶密封不严或水瓶垫片老化（图12）。

住院医师：以后如果出现无法正常注气和注水时，我会先试着自己寻找哪里出现了问题！

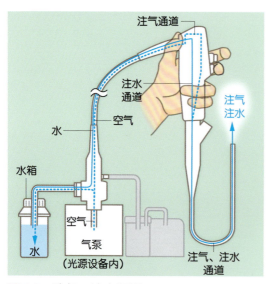

图 11　注气、注水通道

☕ 休息一下　看一次、做一次、教一次

"看一次、做一次、教一次"——这是在圣路加国际医院（聖路加国際病院）接受早期培训时从高年资医生那里听到的。意思是当你第一次接触某项技能或知识时，看一遍以后，接下来就要自己实践，学会后还要教给别人。其中最困难、也是最高级的学问就是"教一次"。要教会别人，自己必须对该项技能和知识深刻理解。此外，还应将直观的技能和诊断巧妙地用语言表达出来。只有经过这个过程，技能和知识才能真正属于自己。

把"教一次"也融入每天的临床工作中吧！

※ 最近，在实际操作前先模拟，即"看一次、模拟多次、做一次正确的操作、教会每个人"已经成为医疗实践的标准了[1]。

[1] Vozenilek J, et al：See one, do one, teach one: advanced technology in medical education[J]. Acad Emerg Med, 11:1149-1154, 2004.

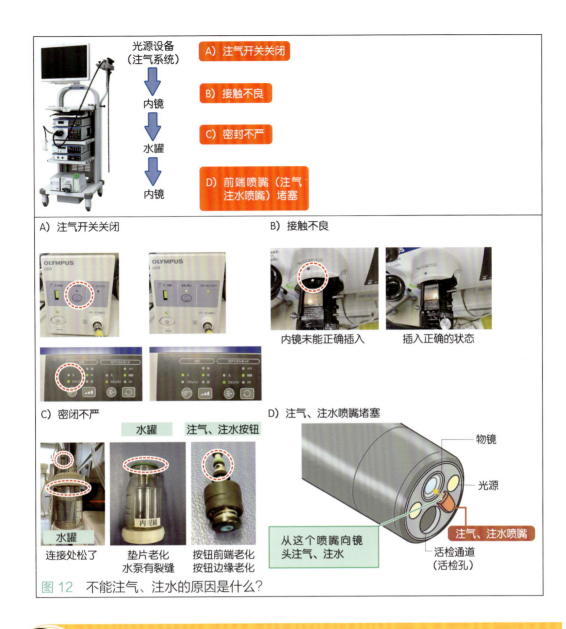

图 12 不能注气、注水的原因是什么？

要点 了解内镜构造！
自己找原因！

指导医师：此外，在进镜前一定要检查注气、注水情况，确保使用正常。如果插入后才发现问题，就会增加患者的痛苦。我会在插入内镜前用纱布在插入部涂抹润滑凝胶，然后用纱布盖住内镜前端，按下注气、注水按钮（图 13）。通过这种方法，在插入内镜前，从显示器中检查注气、注水按钮工作正常后才开始内镜检查。

要点 检查开始前应确认注气、注水按钮工作正常。

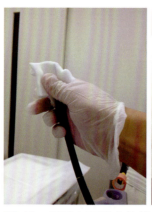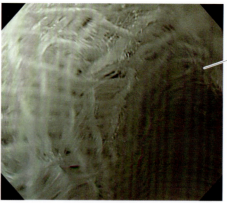

通过显示器检查注水是否正常

图 13　用纱布覆盖内镜前端检查注水、注气功能

3.　检查系统的功能和设置

指导医师：接下来，介绍内镜系统中重要的功能。首先是结构增强，请看这张图片（图14）。

A) Eh：A5　　　　　　　　　B) Eh：B6　　　　　　　　　C) Eh：B8

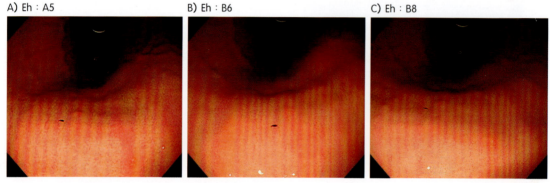

图 14　结构增强（Eh：enhancement）

住院医师：仔细看，还是有些微妙的差别呢。A5的轮廓很清晰，但B8的轮廓就稍微有些模糊。

指导医师：结构增强是指通过数码技术提高图像的可识别能力。在奥林巴斯内镜系统 EVIS LUCERA ELITE® 中，结构增强包括 A 和 B 两种模式，分别可以进行 0～8 级设定（0级为关闭）。A 模式强调粗大的结构，而 B 模式则强调精细的结构（图15）。

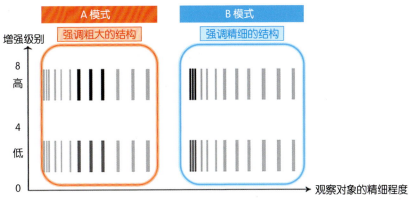

图 15　A 模式和 B 模式的区别

图片来源：奥林巴斯公司

结构增强模式不同！
A 模式：强调粗大的结构。
B 模式：强调精细的结构。

指导医师：尽管可以根据医生的偏好设置，但是我习惯在白光下使用 A5 模式，它能够将轮廓显示得更加清晰。而 NBI 大多用于放大观察，看精细结构，我使用 B8 模式。

住院医师：这么说来，在癌研医院，内镜系统中会自动设置成在白光下为 A5 模式，而在 NBI 下为 B8 模式。

推荐的结构增强设置模式！
白光：为了清晰显示轮廓，设置为 A5 模式。
NBI：为了观察精细结构，设置为 B8 模式。

指导医师：接下来，介绍色彩增强。EVIS LUCERA ELITE® 系统具有 0 ~ 7 共 8 个级别的白光色彩增强功能（图 16）。就个人而言，我并不喜欢使用色彩增强功能，因为这会让图像看起来过于扎眼，所以我总是将这个功能设置为关闭状态（即 Ce：0）。

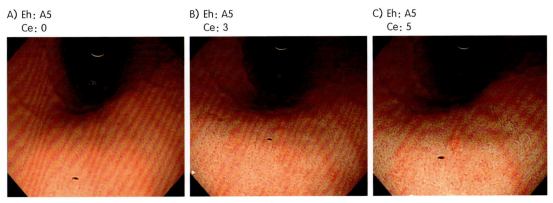

图 16　色彩增强（Ce：color enhancement）

住院医师：我都不知道竟然还有这个功能……看来我不知道的东西太多啦。

指导医师：你知道通过显示器就能清楚地了解结构增强（Eh）和色彩增强（Ce）的设置情况吗（图 17）？

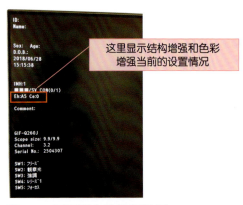

这里显示结构增强和色彩增强当前的设置情况

图 17　显示器上的增强设置

住院医师：这个我也不知道啊……仔细看看，原来显示器上有这么多信息呢！今后我可得注意这些了！

指导医师：这些功能因内镜视频系统而异，因此了解你所使用的内镜系统具有哪些功能，并充分利用才是最重要的。

指导医师：最后，总结一下在插入内镜前需要检查的几方面内容（图 18）。视频中也包含了内镜前应例行检查的步骤，欢迎大家观看（视频➡2）。

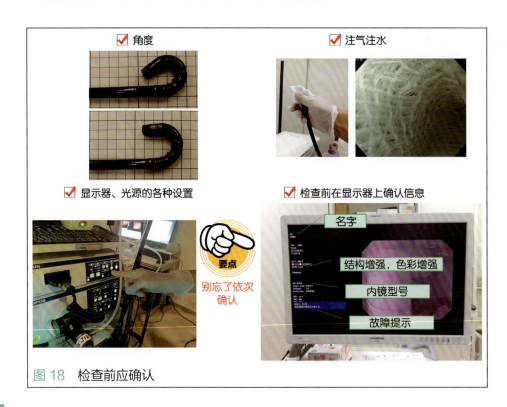

图 18　检查前应确认

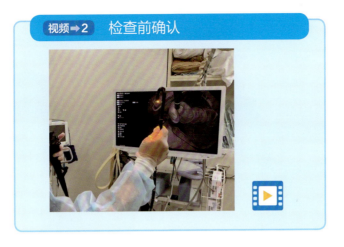

视频➡2　检查前确认

笔记 ▶ **UP 大钮 + 左右角度钮**

　　当希望增大角度，如倒镜观察贲门时，在 UP 大钮的基础上同时调节向左或向右角度钮，就能增大弯曲度。虽然只差了几毫米，但是视野会发生很大改变（图 19）。在 UP 大钮时，试着调节左右角度钮，就能进一步增加弯曲角度了（**视频➡3**）。

　　在进行 ESD 或肠镜插镜时，"UP 大钮 + 左右角度钮"也非常实用。应注意的是，有的人会用右手调节左右角度钮，这样的话，右手会离开镜身，无法控制内镜，因此应练习用左手调节左右角度钮（图 20、图 21）。

只使用 UP 大钮　　　　UP 大钮 + 向左角度钮

仅差 1~2mm，
变化却很大！

图 19　同时使用 UP 大钮和向左角度钮，弯曲
　　　　角度更大

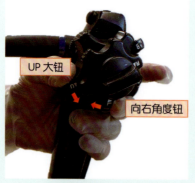

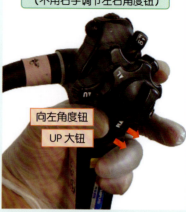

仅用左手控镜
（不用右手调节左右角度钮）

UP 大钮

向右角度钮

仅用左手控镜
（不用右手调节左右角度钮）

向左角度钮

UP 大钮

图 20　用大拇指 UP 大钮，用中指调节向右角度钮

图 21　用大拇指按 UP 大钮的同时调节向左角度钮

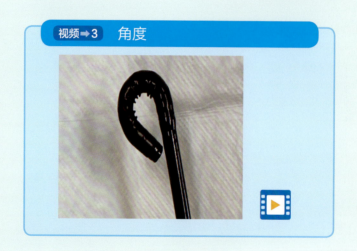

视频➡3　角度

专栏　有青光眼，可以使用苯二氮䓬吗？

你知道吗，"青光眼患者禁止使用苯二氮䓬类药物"？例如咪达唑仑，它属于苯二氮䓬类药物，具有轻度的抗胆碱作用，因此，在青光眼患者中属于使用禁忌。但并不是所有青光眼患者都不能用。例如，咪达唑仑的说明书中就有如下描述："[禁忌]（以下患者禁止使用）急性闭角型青光眼患者[由于抗胆碱作用可引起眼压升高，可能会引起症状加重]。"闭角型青光眼是由于前房角的阻塞或狭窄所导致的，因此具有抗胆碱作用的药物可能会导致眼压急剧升高，诱发急性青光眼发作，因此被视为使用禁忌。而开角型青光眼则不太可能出现眼压升高，因此苯二氮䓬类药物是可以使用的。

实际上，几乎所有确诊为青光眼的患者都属于开角型青光眼。即便属于闭角型青光眼，也可以通过激光治疗来开放房水出口。因此，即便有青光眼，使用咪达唑仑等苯二氮䓬类药物也基本不会出现问题。然而，偶尔还是会遇见因苯二氮䓬类药物引起青光眼发作的情况，我们医院也曾出现过使用咪达唑仑导致青光眼发作的病例。目前，对于合并青光眼的患者，只有经眼科医生允许后，才会给予苯二氮䓬类药物。

注：日本癌研医院的内镜说明和知情同意书中有 "患青光眼的患者未经眼科医生许可不能使用镇静剂" 这样的描述（内镜预约时，会向患者说明并建议其咨询眼科医生）。

笔记 ▶ **注水、注气按钮上的划痕**

　　有时我们会遇到即使轻按注气、注水按钮（蓝色按钮），也会出现少量水和空气混合喷出，以致无法观察图像的情况，究其原因，通常是由于注气、注水按钮上的密封圈有划伤所造成的（图22）。如果密封圈上有划伤，就会导致空气进入水泵，引起水泵内压力升高，将水压入注水通道，从镜头前端的注气、注水口中喷出（视频➡4）。虽然这种划伤在肉眼下不易被观察到，但更换新的注气、注水按钮后，漏水漏气的情况就改善了。

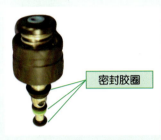

密封胶圈

图22　由于密封胶圈上有细小的划伤，空气就进到水罐里了

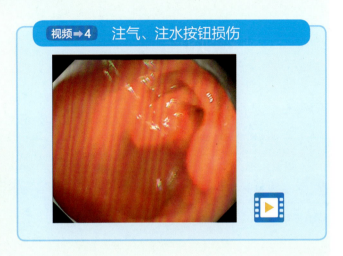

视频➡4　注气、注水按钮损伤

笔记 ▶ **你用过镜头清洗剂吗？**

　　在检查过程中，你是否曾有过因镜头起雾或沾上污垢导致图像模糊不清而感到烦恼的情况？检查前，我会在镜头上涂上清洁剂 Cleash®。Cleash®（图23）已被证明具有镜头抗污、防止水滴附着和防雾的效果，实际使用后发现镜头沾污的困扰的确减少了很多。除了检查前可将它直接涂在镜头上以外，还可以将它加入水箱中。如果需要加入水罐中使用，应在 200mL 水中加入 1mL（按压 5 次）Cleash® 和 1mL GASCON®（二甲硅油）。另外，由于采用的是食品添加剂中的表面活性剂，安全性是没有问题的。

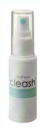

图23　Cleash®
图片来源：富士胶片医疗有限公司

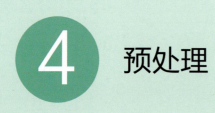

4 预处理

1. 去黏液剂和去泡剂

 指导医师：接下来，我们来谈谈预处理。如果黏膜表面附着黏液或泡沫，就很难发现那些微小的黏膜改变。因此，为了提高黏膜的可视性，常规使用去黏液剂——链霉蛋白酶，溶解胃内的黏液，并使用去泡剂——二甲硅油（Gascon®）进行预处理。随机对照试验表明这些药物可以改善黏膜的可视性、缩短检查时间、提高内镜医生的满意度。

 住院医师：那么，是否也有循证证据表明它们能提高胃癌的检出率呢？

指导医师：实际上，还缺乏这方面的循证依据。但是，根据经验判断，如果黏膜的可视性提高了，那么就更容易发现早期胃癌。而且，链霉蛋白酶和 Gascon® 价格便宜，不良反应非常少。在《早期胃癌的内镜诊断指南》中，也明确指出："强烈推荐使用去黏液剂和去泡剂。"

住院医师：虽然以前我也会遵照流程常规使用这些药物，但是今天才弄明白为什么要使用它们。

指导医师：日本癌研医院也一直在使用链霉蛋白酶和 Gascon®，对吧？

住院医师：是的，在日本癌研医院，我们把 8mL 的 Gascon®、20 000IU 的链霉蛋白酶与 1g 小苏打混合，溶于 80mL 水中，让患者在检查前服用。不过，在许多书籍中都推荐检查前 10～20min 服用。

指导医师：在检查前 10～20min 给药比较麻烦，因此，日本癌研医院让患者在检查前直接服用。从效果上看，我觉得与在检查前 10～20min 给药并无太大差别。

2. 咽部麻醉

住院医师：我们如何进行咽部麻醉呢？

指导医师：有两种方法，一种称作"凝胶含服法"，让患者在咽部口含 5% 利多卡因凝胶 5mL；另一种称作"喷雾法"，向患者咽部喷洒 8% 的利多卡因喷雾剂。一项比较喷雾法和凝胶含服法的随机对照试验表明，患者对喷雾法的接受程度更高，两者咽部麻醉的效果相似。在日本癌研医院，我们通常在患者咽部喷 5 次 8% 利多卡因喷雾剂 [*]。另外，如果盐酸利多卡因的总量超过 200mg 时，有引发局麻药中毒的风险，这个剂量相当于喷 25 次 8% 利多卡因喷雾剂。

※ 自 2022 年起，为了应对新型冠状病毒感染，我们已将可能引起咳嗽的喷雾法改为凝胶含服法。

3. 解痉剂

住院医师：是否每个人都需要使用解痉灵这类解痉药呢？

指导医师：其实，在上消化道内镜筛查中并不推荐使用。解痉灵等抗胆碱药的禁忌证和不良反应较多，对老年人来说使用起来也很不方便。此外，胰高血糖素价格较高，在常规检查中使用会增加成本。在日本癌研医院，包括精查在内基本上都不使用解痉药。

住院医师：但是，在胃窦部有时会出现胃蠕动剧烈导致观察困难的情况，不是吗？

指导医师：对于这种情况，可以喷洒薄荷醇，它可以抑制胃蠕动，几乎没有不良反应。请观看视频（视频➡5）。

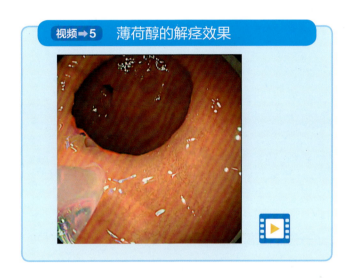

视频➡5　薄荷醇的解痉效果

4. 镇静剂和镇痛剂

住院医师：在内镜筛查时，能使用镇静剂和镇痛剂吗？

指导医师：在检查中使用镇静剂和镇痛剂可以让患者更轻松地接受检查，我接受内镜检查时，也希望使用镇静剂和镇痛剂。但是，这些药物有时也会存在严重的不良反应，如血压下降、呼吸抑制等，因此在检查过程中需要进行监测，检查结束后还必须在恢复室内进行观察。因此，应向患者说明利弊，根据患者的意愿决定是否使用镇静剂和镇痛剂。在未签署知情同意书的情况下，不得使用这些药物。另外，在日本癌研医院，大约九成的患者使用镇静剂和镇痛剂进行上消化道内镜检查。

住院医师：最近，我也接受了一次检查，也使用了咪达唑仑和盐酸哌替啶，这让我觉得整个过程都非常轻松。但是，我还不太清楚该如何使用咪达唑仑和盐酸哌替啶……

指导医师：大家一定要充分理解后再使用这些药物。苯二氮䓬类镇静剂具有抗焦虑和催眠作用，但是无镇痛作用。而阿片类镇痛剂可以减轻咽喉疼痛和抑制反射，但是镇静作用较弱。对于咽喉反射剧烈的患者，如果仅使用镇静剂来抑制反射，会引起药物过量的风险，因此应特别注意。对于咽喉反射强烈的年轻人，常常使用镇痛剂来减轻痛苦。在日本癌研医院，镇静剂使用咪达唑仑，镇痛剂使用盐酸哌替啶（表1）。

住院医师：如果只能在镇静剂和镇痛剂中选一种，到底选哪个好呢？如果两种药物都用，会延长患者在恢复室观察的时间。

指导医师：总的说来，在上消化道内镜检查中，我们建议使用镇痛剂盐酸哌替啶抑制咽喉反射和疼痛。如果需要使用苯二氮䓬类镇静剂，建议使用咪达唑仑，因为它起效快，持续时间短，而且静脉注射的不良反应发生率也较低。

此外，镇静剂和镇痛剂需要等待 1～2min 才能起效，因此建议注射后等待片刻再插入内镜。日本消化内镜学会发布了《内镜治疗中的镇静指南（第 2 版）》，建议先仔细阅读。

表1　内镜检查中常用的镇痛剂和镇静剂

药名	半衰期	药物持续时间	特点	不良反应
镇静剂				
咪达唑仑（杜邦克®）	2h	0.5～1.5h	半衰期短，镇静效果强，遗忘作用强	呼吸抑制、血压下降、谵妄、口吃
地西泮（赛瑞辛®、何理申®）	35h	6h	半衰期长，有时会出现麻醉恢复延迟	呼吸抑制、血压下降、血管疼痛、血栓性静脉炎
氟硝安定（塞乐因®、劳拉西泮®）	7h	0.5～2h	镇静作用比地西泮更强，对循环影响较小	呼吸抑制、血压下降、心动过缓、精神错乱
镇痛剂				
盐酸哌替啶（奥匹斯坦®）	4h	2～3h	安全范围广，使用方便，具有类阿托品样的作用，可抑制肠道蠕动	呼吸抑制、恶心、心动过速
戊哌利定（苏舒甘®、戊哌利定®）	1h	3h	影响循环系统，有时会出现血压升高	呼吸抑制、血压升高

指导医师：到此为止，我已经讲完有关检查前准备工作的全部内容了。你知道检查前准备工作的重要性了吧！

住院医师：我知道了！很多内容以前我都没有听说过，真是受益匪浅！

检查前的准备非常重要！
· 去黏液剂和去泡剂是必需的。
· 无须常规使用解痉剂。
· 镇静剂和镇痛剂应分开使用。
· 盐酸哌替啶可抑制咽喉反射。

要点

笔记 ▶ **苯二氮草的去抑制作用**

　　苯二氮草类药物的不良反应之一是去抑制（反常反应，矛盾反应），去抑制可以表现为与镇静作用相反的焦虑、疲劳、攻击性和兴奋等。去抑制的发生率为 0.2% ~ 3.2%，其中，在内镜检查的药物使用中也有相关报道。去抑制的危险因素包括酒精依赖、老年人、精神疾病或颅脑器质性疾病史、攻击性人格、重度焦虑等。酗酒者在进行食管癌精查时，有时会出现去抑制反应。在去抑制的情况下，即使增加苯二氮草类药物的用量，上述情况也无法改善，反而会加重这种躁动的状态。在严重躁动的情况下，使用氟马西尼（安坦®）可有效拮抗苯二氮草类药物的作用。

第 2 章的参考文献

[1] Yoshida N, et al ： A novel lens cleaner to prevent water drop adhesions during colonoscopy and esophagogastroduodenoscopy. Endosc Int Open, 5：E1235-E1241, 2017

[2] 八尾建史，他：早期胃癌の内視鏡診断ガイドライン．Gastroenterol Endosc，61：1283-1319，2019

[3] 水野順子，他：上部消化管内視鏡検査の咽頭麻酔におけるリドカインビスカスとリドカインスプレーの麻酔効果と麻酔苦痛度の比較検討．福島医学雑誌，61：12-17，2011

[4] 後藤田卓志，他：内視鏡診療における鎮静に関するガイドライン（第2版）．日本消化器内視鏡学会雑誌，62：1635-1681，2020

[5]【攻撃性・暴力と向精神薬をめぐる問題】ベンゾジアゼピン系薬剤による奇異反応　攻撃性，暴力を中心に（総説/特集）Author：倉田明子（広島大学大学院医歯薬学総合研究科神経精神医科学），藤川徳美 Source：臨床精神薬理（1343-3474）11巻2号 Page253-259（2008.02）

[6] Ricou B, et al：Clinical evaluation of a specific benzodiazepine antagonist（RO 15-1788）. Studies in elderly patients after regional anaesthesia under benzodiazepine sedation. Br J Anaesth, 58：1005-1011, 1986

[7] Fulton SA & Mullen KD：Completion of upper endoscopic procedures despite paradoxical reaction to midazolam：a role for flumazenil? Am J Gastroenterol, 95：809-811, 2000

专栏　**老年人该如何进行镇静和镇痛呢？**

　　使用镇静剂和镇痛剂可以让患者更轻松地接受检查。然而，镇静剂和镇痛剂可引起严重的不良反应，如低血压、呼吸抑制，检查后还可能出现嗜睡、眩晕，甚至出现跌倒受伤的情况。尤其是在使用拮抗剂的情况下，由于拮抗剂的半衰期较短，有时看起来症状已经改善，过一段时间后还会再次出现嗜睡和眩晕。有时还会发生内镜检查后，患者在回家的路上跌倒，导致外伤性蛛网膜下腔出血的情况。

　　老年人更容易发生镇静剂和镇痛剂的不良反应，有时甚至病情非常危重。因此，应采取减少给药量、延长恢复观察时间等措施，但是，也有人提出不同意见，只要患者有意愿，就应该给予镇静剂和镇痛剂。日本癌研医院与医疗安全委员会讨论后决定，患者超过 80 岁且无人陪同时，不使用镇静剂和镇痛剂。

　　以下是使用镇静剂和镇痛剂的基本原则，我们也会向患者进行宣教。

■如果您符合以下任何一项，则不能使用：

□检查当天计划驾驶机动车、骑摩托车或骑自行车者

□检查后必须从事重要工作者

□检查结束后，不能在恢复室内观察 60min 等待药效消除者

□ 80 岁以上且无人陪同者

□需要拄拐或坐轮椅，且无人陪同帮助挪动者

□诊断青光眼，且未获得眼科医生允许者※

※苯二氮草具有轻度的抗胆碱作用，对于闭角型青光眼属于使用禁忌。

你知道"术前暂停确认（time out)"是什么意思吗？"术前暂停确认"就是"等一下"或"休息一下"的意思。医疗领域的"time out"是在手术过程中进行的，主治医生、麻醉医生和护士停止操作，根据检查列表，共同核对和确认患者的姓名、左右部位和手术方式等信息。作为预防医疗事故的措施，已经在许多机构中开展。

为了预防在内镜室中发生 incident（意外情况）和 accident（医疗事故），"time out"机制已经被越来越多的医疗机构所采纳。

在日本癌研医院的全部内镜检查和治疗中，都会实行"time out"。当患者进入内镜操作间时，医生和护士会停下手头的全部工作，与患者一同进行"time out"，在此期间不允许做其他事情。以下介绍的是日本癌研医院内镜操作间的"time out"。虽然需要花费一点儿时间，但我们认为这对于保障检查安全是非常必要的。

【time out】

（1）患者核对步骤

①医生告知患者其姓名并表示自己为责任人。

护士在叫患者的名字时告诉患者自己的姓名并表示由本人负责。

②医生根据申请单打开内镜监视器列表中的患者一栏，要求患者说出本人的"全名和出生日期"。

医生核对申请单，护士核对内镜显示器与患者是否匹配。

医生和护士共同核对内镜显示器中的患者年龄是否正确。

（2）核对患者的知情同意书、问诊表和问诊列表中的内容

＜医生＞

①朗读内镜检查同意书中的检查项，通过"指差确认（指用手指指着物件、口诵确认，心手并用，以达到减少人为失误导致意外的发生，译者注）"的方式，确认检查同意项中的"同意或不同意"。

②通过"指差确认"的方式，确认是否使用镇静剂。

③对于年龄超过 80 岁且需要拄拐，有意愿使用镇静剂的患者，确认是否有人陪同。

④通过"指差确认"的方式，确认患者是否同意进行活检、息肉切除。

（下方）询问患者是否长途旅行或乘坐飞机，据此决定是否可以施行。

⑤朗读问诊表中已经确认过的既往史和服药情况（抗血栓剂），并最终确认患者是否有青光眼或服用抗血栓剂。

⑥朗读问诊列表中已经确认的过敏史。无过敏史时，记录为"无"。

⑦（EMR，ESD 等治疗时）告知患者拟切除的病变数量。

＜护士＞

①记录问诊列表"time out"部分的"记录者"和"开始时间"。

②参考问诊列表"time out"中的核对事项，听医生与患者核对内容，并在核对表中进行记录。若医生有遗漏，应及时告知。

③在电子病历的问诊列表"time out"中记录操作医生和护士的姓名。

第 3 章

胃镜的插入和观察

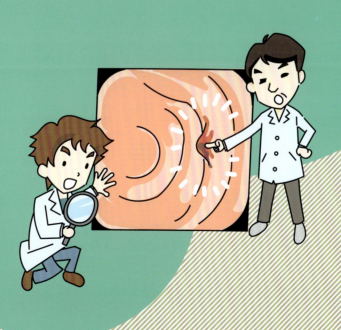

1 胃镜检查时的体位

： 我做内镜工作已经 5 年了，但是，直到现在对进镜仍然缺乏自信。当患者流着眼泪"呃，呃"地呻吟时，我也很想哭……

： 如何插入胃镜的确是一个永远都需要探讨的课题。不过，你知道吗？其实正确的体位是非常重要的。体位没摆好会给患者带来很多痛苦。下面通过图示讲解什么是正确的体位。

①受检者左侧卧位，左下肢伸直，右腿略前屈并曲右膝趴在床上。上半身略微前倾，呈鞠躬的姿势（图 1）。

②调整枕头的高度，使头部、颈部和躯干的轴线保持一致（图 2）。

③左侧脸颊贴在枕头上，下颌稍向前突出（图 3）。

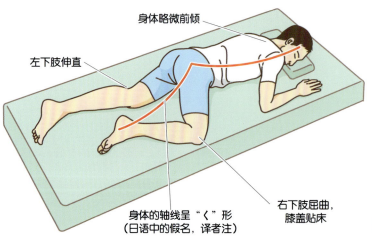

身体略微前倾
左下肢伸直
身体的轴线呈"く"形
（日语中的假名，译者注）
右下肢屈曲，膝盖贴床

图 1　正确的体位①

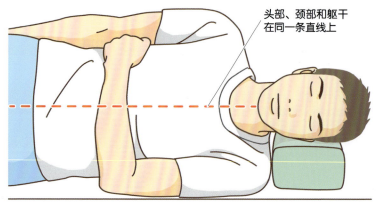

头部、颈部和躯干在同一条直线上

图 2　正确的体位②

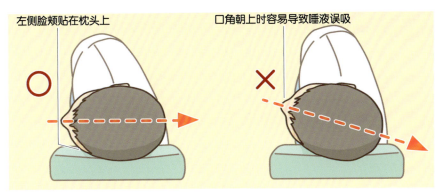

左侧脸颊贴在枕头上　　　　口角朝上时容易导致唾液误吸

图3　正确的体位③

住院医师：以前都没太注意过患者的体位……

指导医师：虽然摆好体位是最基础的事，但实际上很多时候我们做得都不够好。体位摆得合适时，颈椎上段呈轻度后伸，颈椎下段略微前屈。这样一来，从咽喉至食管入口、颈段食管就能处在一条直线上，内镜就可以顺利地插入了（图4）。

住院医师：连颈椎的角度都要考虑啊！

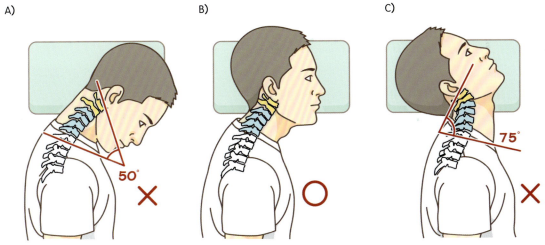

图4　可显示颈椎、胸椎变化的插镜体位

指导医师：常见的错误姿势是下颌收得太紧（图4A），或者是下颌抬得过高（图4C），导致颈椎过度后伸。另外，当医生试图进镜时，也常会遇到患者为了躲避内镜、颈椎后伸的情况。此时由于内镜插入的方向与颈椎的轴线不一致，可能会造成进镜困难。通常情况下，下颌稍稍抬起即可（图5）。想象一下，一边像驼背似的略微向前弓着身，一边探出下颌像闻味一样，即摆出所谓的嗅物位（sniffing position）（图6）。将上半身略微前倾是非常重要的。

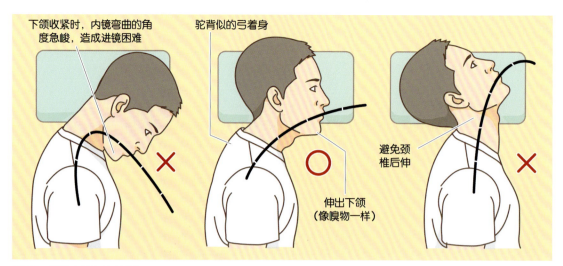

图 5　下颌正确的位置

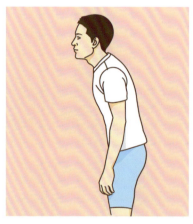

图 6　sniffing position（嗅物位）

驼背似的弓着身，同时稍微抬起下颌像嗅物一样。

住院医师：说起 sniffing position（嗅物位），我在麻醉科学习时也曾采用过这个体位，在这个体位下气管插管，容易看到声门。

指导医师：是这样的。在麻醉科曾经学过，在自然体位下，口腔→咽→喉的轴线略有偏差，而嗅物位时三者的轴向接近一条直线，因而易于暴露喉部（图 7）。内镜的插入也是同样的道理，让口腔→咽→食管的轴向保持一致是非常重要的。

A）自然体位

B）sniffing position（嗅物位）

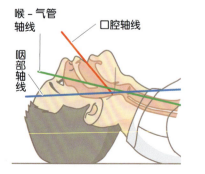
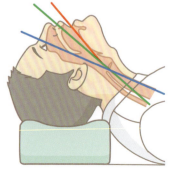

图 7　自然体位和 sniffing position（嗅物位）

指导医师：内镜插入困难时，多数情况下是因为体位摆得不合适。另外，应该让助手也充分理解何谓正确的体位。那么，通过视频看看什么是正确的体位吧（图8，**视频➡6**）。

住院医师：作为助手的护士也应该来看看这个视频。

A)
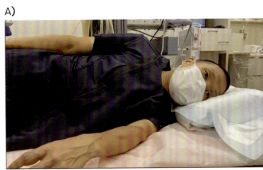

B)
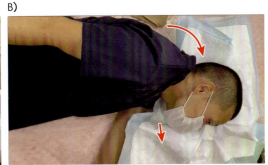

图8　内镜插入时正确的体位

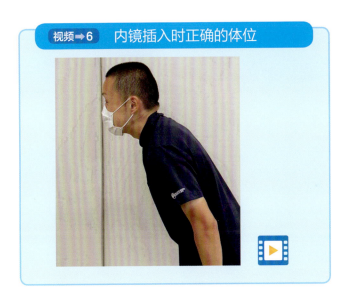

视频➡6　内镜插入时正确的体位

要点　正确的体位是顺利插入内镜的第一步。
让头部、颈部、躯干的轴线保持一致，使口腔→咽→食管在一条直线上。

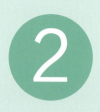

2 内镜插入法

1. 内镜插入前的交流

指导医师：给患者摆好合适的体位后，应设法使患者放松，尽量与患者交流，如"肩膀放松、全身放松""慢慢深呼吸"等。我认为这也可以说是为了让患者消除紧张情绪而采用的话术。不要一句话不说就突然进镜。

住院医师：患者经常会不由自主地全身较劲，尤其是脖子和肩膀，作为助手的护士为他们按摩肩膀和后背也很有效！

指导医师：助手的交流、抚摸也非常重要。

要点 检查前的"话术"。

2. 咽部插入困难时的技巧

指导医师：患者一旦放松下来，就能顺利插镜了。

住院医师：是否遇到过因口腔狭窄，从一开始就无法暴露视野的情况呢？太难了……

指导医师：与其说是狭窄，不如说是舌头紧贴软腭、中间没有空隙吧（图 1A），常见于肥胖、脖子短和过度紧张的人。

住院医师：确实是这样的！即使告诉患者"别伸舌头，缩回去"也没用，还有人试图想把内镜顶出来。

指导医师：此时，告诉患者"用嘴大口吸气"，软腭就能向上抬起，舌头向下移，从而将视野暴露出来（图 1B，**视频➡7**）。重点是应该用嘴呼吸，如果用鼻子呼吸则恰恰相反，它会使口腔至口咽部的空间变得更窄。另外，让患者发"啊—"声也很有效。如果这样做了视野还是不好，可以一边观察软腭中线，确认前进方向，一边进镜。

A）舌紧贴软腭   B）舌与软腭之间存在空隙

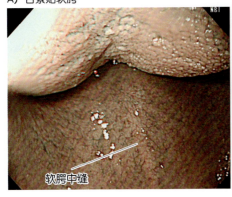
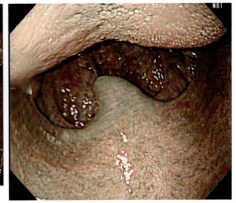

软腭中缝

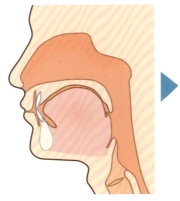
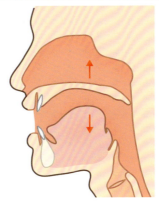

图1　内镜插入困难的示例（舌紧贴软腭）

A）舌紧贴软腭，视野很难看清。
B）让患者大口吸气，软腭就会向上抬起，舌体也会下移，从而暴露视野。

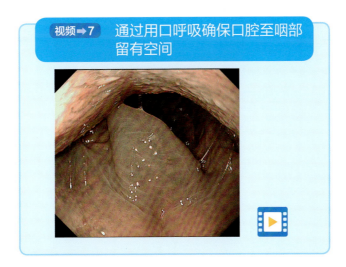

视频➡7　通过用口呼吸确保口腔至咽部留有空间

住院医师：有时候进镜刚到喉咽部时患者就出现剧烈反应，根本无法观察，特别是年轻人，没办法，只能大致地观察一下就结束了……

指导医师：喉咽（也称下咽）部附近是患者觉得最难受的地方，因此很难观察。关于咽部的观察，在**第4章**中会详细讲解。这里，先对最困难的部分——食管入口的进镜进行讲解。

3. 食管入口的结构和内镜插入技巧

住院医师：从喉咽部至食管入口处空间狭窄、视野模糊、解剖结构复杂，不太容易理解，希望您能详细地讲讲！

指导医师：这里是呼吸道和消化道的分叉口，空气进入气管，食物进入食管，因此在解剖学上表现出复杂的结构和运动功能。我们来看看剖开咽后壁从人体背侧进行观察的解剖图（图2）和组成咽喉部的软骨的结构图（图3）。

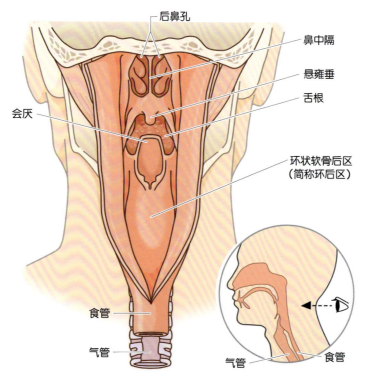

图2　咽部的结构，剖开咽后壁从人体背侧观察的解剖图

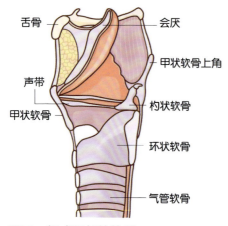

图3　组成咽部的软骨

指导医师：首先，在喉咽部应关注环状软骨后区。

住院医师：这是一个向后（背侧）膨隆的部位吧？

指导医师：是的。环状软骨后区的黏膜深面有咽下缩肌，然后是环状软骨。因为环状软骨向后方膨隆突出，所以环状软骨后区和喉咽后壁是贴在一起的，因此喉咽的正中部被压扁，内镜下视野显示不佳。为了便于理解，我试着制作了示意图（图4）。

住院医师：这个示意图非常容易理解！这个部位的解剖结构实在是太难想象了，我现在终于明白为什么不从喉咽的中央（正中部）进镜，而是从左右梨状窝进镜了！因为环状软骨后区向后（背侧）突出，所以内镜不可能从正中部插入。虽然很窄，但是如果环状软骨后区和喉咽后壁分离的话，就能直接看到食管入口吧？

指导医师：其实有分离环状软骨后区和喉咽后壁的方法。这就是瓦尔萨尔瓦（Valsalva）法（参见笔记）。通过屏住呼吸，喉向前移，环状软骨后区和喉咽后壁分离，这样就可以直接看到食管入口。让我们来看看实际的内镜图像吧（图5）。

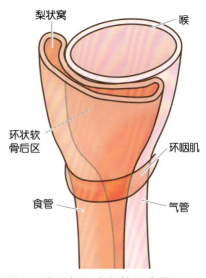

图4　喉咽部和喉部的示意图

第3章

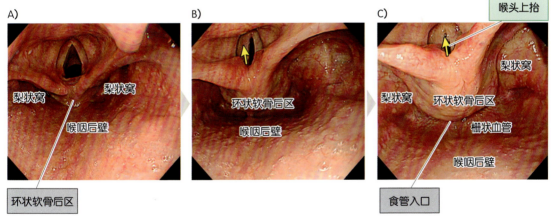

图5　Valsalva 法

A）环状软骨后区在正中部和喉咽后壁贴在一起。

B，C）通过屏住呼吸，喉头向前抬起（⇨），使环状软骨后区（环状软骨）和喉咽后壁分离，就可以看到喉咽部的全貌了。环状软骨后区膨隆终止的地方就是食管入口，由于环咽肌收缩而保持闭合状态。从食管入口的起始部就可以看到栅状血管。

指导医师：看视频的话会更加生动哦！ （视频➡8）

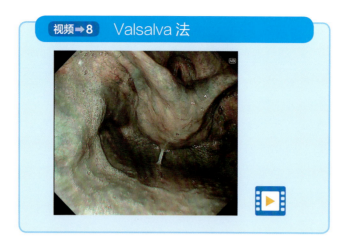

视频➡8 Valsalva 法

笔记➤ ## 什么是 Valsalva 法？

Valsalva 法是指在检查中通过屏气使喉头向前抬起的方法。喉向前抬起，环状软骨后区与喉咽后壁就会分离，从而可以观察到整个喉咽部。具体方法为：嘱患者"深吸一口气，用力鼓腮"，在不漏气的同时，使两侧脸颊膨胀。经鼻插入内镜时能把嘴紧紧地闭上，不漏气。经口插入内镜时为了防止从嘴漏气，需要使用专用口垫（瓦尔萨口垫）（图6）。因为受检者需要习惯使用 Valsalva 法，所以在检查前先进行简单练习后再进行操作是顺利进行经口 Valsalva 法的诀窍。但是，即使进行了练习，喉向前抬起的程度也会因人而异，并不是所有人都能顺利进行观察。

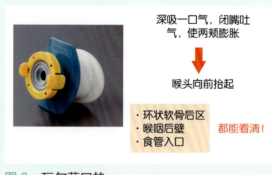

深吸一口气，闭嘴吐气，使两颊膨胀

⬇

喉头向前抬起

·环状软骨后区
·喉咽后壁   都能看清！
·食管入口

图6　瓦尔萨口垫

指导医师： 你知道还有什么办法可以比 Valsalva 法把喉咽部的视野暴露得更清楚吗？

住院医师： 前几天去观摩了一个全麻下的喉咽癌 ESD 操作演示。当时使用了一种特殊的喉镜暴露咽腔，可以一直看到食管入口！

指导医师： 如果使用佐藤式弯曲型喉镜，那么环状软骨后区和喉咽后壁就会出人意料地分开，喉咽部的空间也会扩大（图 7）。

住院医师： 看到了以前没见过的结构，太激动了！从以前不知道的喉咽部入手也能理解食管入口的解剖，简洁明了！

指导医师： 这里也请看视频（视频➡9）。在这个视频图像中，可以清楚地看到食管入口，这是因为全身麻醉会导致肌肉松弛，环咽肌也会松弛。通常环咽肌处于收缩状态，食管入口是关闭的。

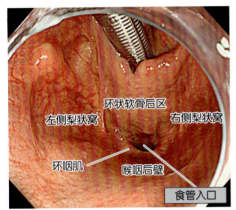

图 7 全身麻醉下暴露喉咽部
（佐藤式弯曲型喉镜）

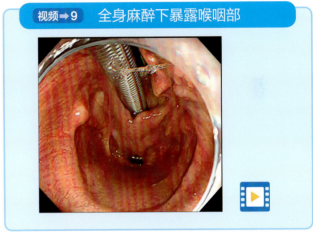

视频➡9 全身麻醉下暴露喉咽部

要点　　理解咽喉部的解剖结构是顺利插入内镜的捷径。

4. 内镜插入食管的技巧与解决困难的方法

住院医师： 通过上述解说，既理解了解剖结构，又学会了顺利进镜。顺便问一下，从食管入口进镜时，应该选择哪侧的梨状窝呢？

指导医师： 我通常从左侧梨状窝进镜（图 8），进入左侧梨状窝后右手顺时针旋镜，左手轻轻向上举起的同时向内侧旋转手腕，如果看到隆起的黏膜皱襞（障碍皱襞：参见笔记），就通过调节角度钮和旋转镜身顺利地向右侧避开。之后就会看到"一片红"（内镜前端和黏膜接触导致整个视野发红的状态），虽然很难看清，但是利用瞬间所见的栅状血管确认方向后就可以插入内镜了。有时也会微调左右角度钮。

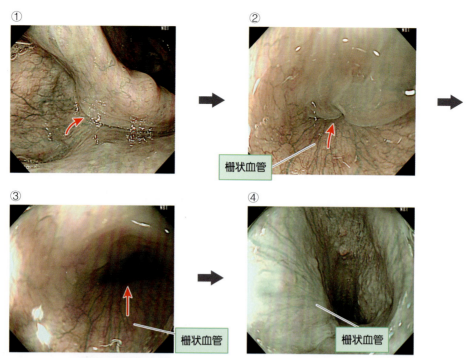

图8　从左侧梨状窝插入内镜（NBI 图像）

①内镜从左侧梨状窝小心地插入。
②一边通过栅状血管确认方向，一边从梨状窝向食管入口插入内镜。
③食管入口因环咽肌收缩，略有阻力。
④进入颈段食管。

住院医师：障碍皱襞，还真是困难重重啊！以前我都没太注意过栅状血管，不过感觉很多时候视野会一片发红而看不到血管。

指导医师：我从食管入口附近开始就一直按着注气按钮，尽量使镜头和黏膜之间保持一定距离。另外，如果戴帽进镜视野也不会变成一片红哦！

住院医师：哪种帽好？

指导医师：使用短而软的可复用的黑色帽（奥林巴斯公司生产的内镜前端帽 MAJ-1989、MAJ-1990），安装时伸出内镜前端 1 ~ 2mm（**参见 93 笔记**）。对于具有放大功能的内镜，也有助于对焦放大。

住院医师：有的人因为食管入口闭得太紧，内镜很难插入。

指导医师：没错，环咽肌收缩时，食管入口是关闭的。如果视野变成一片红的话，有时会找不到进镜的方向。这时，不要强行进镜，跟患者说"请咽一口"，让患者做吞咽动作就好了。做吞咽动作时，环咽肌松弛，食管入口会突然张开，抓住这个时机就可以迅速地将内镜插入食管。

住院医师：是环咽肌吗？没听说过啊……

指导医师：其实，**图 4** 的示意图里就有环咽肌，你没注意到吧？在讲暴露喉咽部时我也提到过。
环咽肌是使食管入口保持收缩的肌肉，平时环咽肌处于收缩状态，因此食管入口是关闭的。因为环咽肌处于收缩状态，所以食物和胃液就不会反流到咽部。环咽肌松弛时，即吞咽时，松弛后瞬间会再次收缩。环咽肌收缩使内镜很难进入，你应该理解了吧。还有，请记住这个由环咽肌收缩引起的狭窄被称为食管第一狭窄，**第5章**中还会再讲。

住院医师：这么说，如果使用镇静剂的话，就会觉得没什么阻力能顺利通过食管入口吧，这是心理作用吗？

指导医师：不是心理作用，苯二氮䓬类镇静剂具有松弛环咽肌的作用，因此大多可以轻松地插入内镜。

住院医师：另外，是否发生过这种情况：想从左侧插入内镜，但未能顺利进入食管，内镜反而被弹到了右侧？

指导医师：有时会发生的。环咽肌收缩很强时，有时会把内镜从左侧弹到右侧，吞咽动作和咽反射也会导致内镜的位置发生偏移。在这种情况下，应根据栅状血管和黏膜皱襞的位置快速找到食管入口顺利插入内镜，但是如果不习惯这种方法的话，内镜就很难插入。

住院医师：还是会有从左侧梨状窝不能插入内镜的时候吧？

指导医师：有时确实会出现这种情况，此时应立刻改为从右侧梨状窝进镜，不要一而再，再而三地尝试。虽然不知道为什么，但是对某些人来说从右侧梨状窝插镜就比较容易，而退镜时，内镜也往往会从右侧梨状窝退出来，推测可能是由于解剖学上的原因吧！如果内镜还不能成功插入，就先拔出内镜，冷静一下，然后再想其他办法，例如再次进镜、更换术者、使用镇静剂、止痛药等。切记一定别勉强。

住院医师：原来如此，根据患者的不同内镜插入方法也会出现各种各样的情况。光是内镜插入法就有这么多需要掌握的要领，内镜的学问真是太深奥了。

指导医师：其实个体差异也很大。为了应对可能出现的各种各样的情况，还是预先多想一些对策吧！下面通过视频再认真学习一下将内镜从左侧梨状窝插入食管的过程（ 视频➡10 ）。

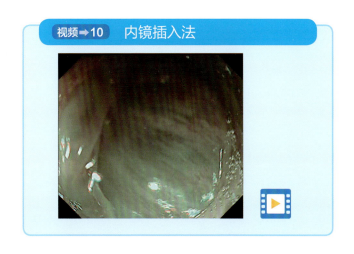

视频➡10　内镜插入法

指导医师：最后，我用图片总结一下食管插入困难的3个原因（图9）。

住院医师：原来如此，您解释得很详细，这下彻底弄明白了。

原因 1	原因 2	原因 3
环状软骨后区紧贴喉咽后壁，无法暴露视野	环状软骨后区向后方突出，难以从正中插入	环咽肌收缩，食管入口处于关闭状态

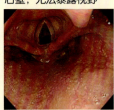 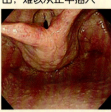 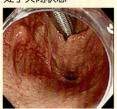

图 9 食管插入困难的 3 个原因

要点

· 从左侧梨状窝向正中部的食管入口方向进镜。

· 通过栅状血管确认进镜方向。

· 必要时让患者做吞咽动作。

· 镇静剂、止痛药也有效。

专栏　**内镜检查的现场转播**

　　当人类面对自己不了解的情况时会感到非常焦虑。内镜受检者也一样，会突然感到喉咙异常难受，肚子发胀，胃部有被牵拉的感觉，而且不知道何时检查才能结束……如果是初次接受检查的人就更痛苦了。为了尽量缓解患者的紧张，应告诉他们现在正在干什么、然后干什么，这种安慰受检者的"交谈"是很重要的。希望通过检查医生和助手适当地"交谈"，为患者提供舒适的内镜检查。

交谈举例

"接下来就要进镜了。"

"现在过嗓子了，这里会有点难受。"

"进入食管了，已经过了最难受的地方，肩膀别较劲、全身放松，慢慢继续深呼吸。"

"为了看清楚，我会往胃里注气，因此肚子会开始发胀，请尽量不要打嗝。"

"接下来要进入十二指肠了，胃部会有压迫感。"

"最后再看看食管就结束了，再忍一下就好了。"

笔记 **障碍皱襞**

　　将内镜从梨状窝插入时，有时会看到纵行贯穿梨状窝的黏膜褶皱，内镜有时会被卡在这里，进镜受阻（图10）。该"障碍皱襞"虽然也被称为"环状皱襞""边界皱襞""桥接皱襞"，但在解剖学教科书中并无记载（"障碍皱襞"是俗称，不是正式名称。障碍皱襞无中文正式名称，它是咽缩肌表面的黏膜皱褶形成的，译者注）。插管状态下暴露咽喉部观察时会发现"障碍皱襞"位于梨状窝内，而不是梨状窝与食管入口的交界处（图11）。荒川等研究解剖标本后发现该黏膜皱襞不是生理性的，而是梨状窝过度伸展时（如内镜插入时等）才会出现的黏膜皱襞，并不是解剖学上的某个结构。"障碍皱襞"形成的假说如示意图所示（图12）。内镜插入的诀窍是用右手旋镜和调节左右角度钮，顺利避开这个"障碍皱襞"，从正中部附近插入。越过"障碍皱襞"1～2cm就能到达食管入口了。

　　千万不要在"障碍皱襞"的外侧进镜，因为这里是盲端，暴力进镜会导致穿孔。这个口袋状的盲端也因人而异，较浅时可引导内镜易于进入食管入口，但是，如果盲端较深、内镜插入梨状窝的话，最好先从梨状窝拔出，重新调整方向，从正中部附近插入内镜。

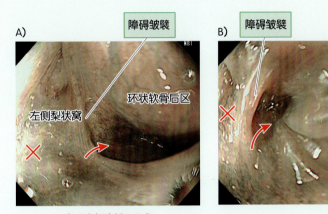

图10　障碍皱襞的形成

A）障碍皱襞从左侧梨状窝朝向食管入口方向形成。需沿箭头所示方向朝食管入口进镜。外侧（×）则形成盲端。

B）再继续进镜，就能看清障碍皱襞了。需打向右的角度钮避开障碍皱襞插入内镜。

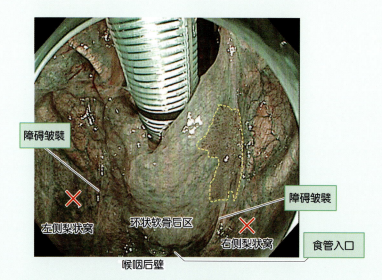

障碍皱襞

左侧梨状窝

环状软骨后区

障碍皱襞

右侧梨状窝

食管入口

喉咽后壁

图 11　暴露咽喉部之后所见的障碍皱襞

气管插管下暴露咽喉部的图像（NBI 图像）。"障碍皱襞"在梨状窝内，连接环状软骨后区和喉咽后壁，如果在皱襞外侧（×）插入内镜会导致穿孔，右侧梨状窝喉侧的褐色区域（brownish area）（**参见第 4 章 -5**）是表浅型喉咽癌。

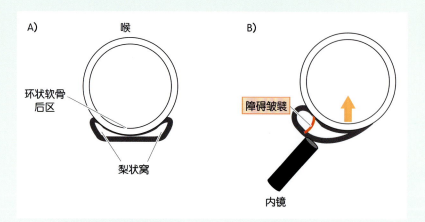

A)　　喉

环状软骨后区

梨状窝

B)

障碍皱襞

内镜

图 12　障碍皱襞形成的假说

A）正常状态下，喉咽的正中部在环状软骨后区就像被压扁了一样。
B）插入内镜时，环状软骨后区被推向前方，因此会形成障碍皱襞。

笔记

突然走进死胡同？（Zenker 憩室 / 咽食管憩室）

内镜插入食管后，可能会突然发现有食物残渣，或者前面是盲端。这是因为内镜误入了 Zenker 憩室（图 13，**视频 ➡ 11**）。Zenker 憩室是发生在环咽肌后上方的假性憩室，被认为是随着吞咽时腔内压力升高，从咽食管结合部的肌间间隙（Killian 三角）向外突出而产生的（图 14）。老年男性多见，多位于左侧，憩室入口小，呈囊袋状结构。如出现吞咽障碍或误吸等症状，可考虑行外科手术治疗。近年来也有行"内镜下憩室间隔切开术"的报道。如果不了解 Zenker 憩室，当内镜误入憩室时，就会惊慌失措。实际上，也有部分病例是因为怀疑进展期食管癌而转诊来的。一旦发现内镜进入 Zenker 憩室，应慢慢退镜，同时寻找正确的食管方向。

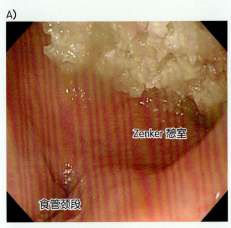
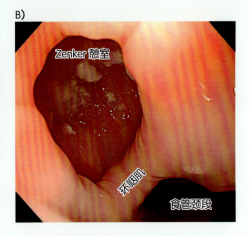

图 13　Zenker 憩室

A）内镜插入后突然发现食物残渣。此时如果环咽肌收缩，与食管颈段相比，内镜更容易误入 Zenker 憩室。

B）取出食物残渣，将憩室清理干净。在环咽肌松弛瞬间的图像中，可以观察到全貌，从而可以确定进入食管颈段的方向。

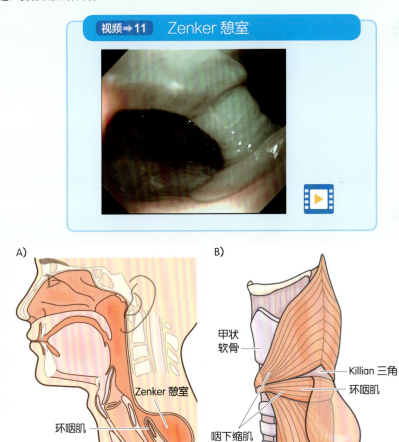

图 14　Zenker 憩室解剖图

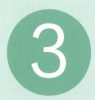

3　避免漏诊的内镜检查

检查前
- 限制饮食
- 调试设备
- 术前准备

检查中
- 清洗
- 全面观察

发现病变
- 病变识别

图 1　避免漏诊的内镜检查

指导医师：检查前的准备已经做好了（图 1），接下来就说说观察方法吧。观察的要点有两个：**清洗**和**全面观察**。清洗就是把黏膜表面的泡沫和黏液充分冲洗干净（图 2），因为病变可能就隐藏在黏液和泡沫的下面。

A）清洗前　　　　　　　　　　　　　　B）清洗后

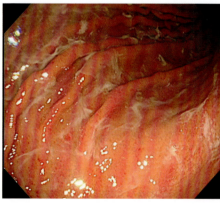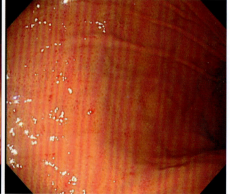

图 2　观察前必须冲洗干净

住院医师：如果黏膜表面附着黏液的话，就不能发现癌了。

指导医师：应冲洗干净后再观察。观察时不仅是看一下就行了，重点是能否进行**全面的观察**。

住院医师：您是说要把所有的地方都观察到吧？

指导医师：这个看起来简单，实际操作很难……

在指导年轻医生时，发现很多时候他们都没有意识到自己未能进行全面观察。

住院医师：您说的真是一针见血啊！

指导医师：接下来就是发现病变，也就是**病变的识别**。即使能够全面地观察，看见癌却不认识，漏诊的情况也并不罕见。

住院医师：对于凹凸不明显，色调和周围差别也不大的病变很难被发现，我也可能漏诊。

指导医师：确实如此，如果不习惯的话，癌就很容易漏诊。即使看到同样的图像，有些内镜医生能发现癌，而也有些医生就会漏诊。很遗憾，现实情况就是千差万别。

住院医师：会有那么大的差距吗？

指导医师：我们曾经做过一个试验，选择 2940 张内镜图片，其中小于 2cm 的早期胃癌病变有 209 处，邀请 67 名内镜医生参加试验并寻找病变。各组诊断胃早癌的敏感性和特异性如图 3 所示，其中，蓝点代表非专科医生，红点代表专科医生，专科医生发现胃癌的敏感性为 37.2%，而非专科医生为 26.9%，专科医生发现胃癌的能力显著高于非专科医生。内镜医生诊断的敏感性差别也很大，既有超过 60% 的，也有仅为 10% 左右的。

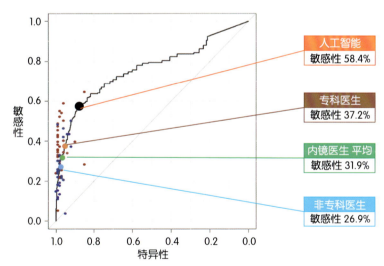

图 3 比较人工智能（AI）和内镜医生对胃癌的诊断能力

根据文献 [3] 修改后转载

住院医师：结果如此参差不齐啊！

指导医师：我觉得是会有一些差别，可没想到个体差异这么大，但这就是现实。

住院医师：顺便问一下，人工智能（AI）的敏感性为 58.4%，是真的吗？你说只有两个内镜医生比 AI 的敏感性高，真是令人难以置信……

指导医师：虽然我也不愿意相信，但这就是事实，AI 的敏感性大约为医生平均水平的两倍，大多数内镜医生的敏感性都低于 AI。

住院医师：如此说来，今后的诊断就可以交给 AI 了吧？

指导医师：并不是这样的。如果没有扎实的内镜技术和诊断能力，就无法有效地使用 AI，毕竟人工智能属于辅助诊断，最终的诊断还是要由人类来决定，我想 AI 取代内镜医生的那一天是不会到来的。

住院医师：是这样啊……还是要好好学习啊！

指导医师：那么，下面就开始介绍不同脏器的观察方法和病变筛查吧！

第 3 章的参考文献

[1] 荒川廣志，他：下咽頭・頸部食道の解剖学—下咽頭と食道の境界はどこか—. 消化器内視鏡，28：19-26，2016

[2] 桑井寿雄，他：Zenker 憩室に対する軟性内視鏡的憩室隔壁切開術（動画付き）. Gastroenterol Endosc，63：223-235，2021

[3] Ikenoyama Y, et al：Detecting early gastric cancer：Comparison between the diagnostic ability of convolutional neural networks and endoscopists. Dig Endosc，33：141-150，2021

第 4 章

咽部
——观察与发现病变的要点

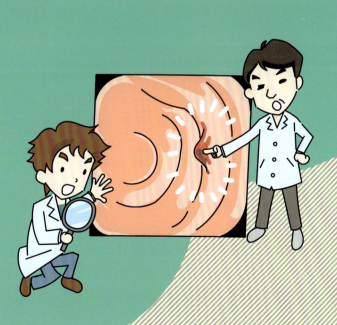

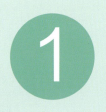 观察咽部也是内镜医师的责任

指导医师：想当年我刚开始做内镜检查时，为了避免让患者感到痛苦，总是在进镜时快速通过咽部。但是，最近开始认真地观察这个部位了，由内镜医师所发现的咽部表浅癌也越来越多了（局限于上皮层和上皮下层的肿瘤）。

住院医师：是因为这个病的发病率增加了吗？

指导医师：并非如此，主要是因为内镜医师"发现头颈部表浅癌"的意识提高了。以前，只有患者出现症状后，这个部位的恶性肿瘤才能被发现，但是大多已经是进展期，需要采取创伤较大的治疗，如手术、放疗、化疗等，无论是预后还是患者术后的生活质量都很差。

住院医师：最近，咽部表浅癌的检出率不断提高，为了能让患者继续保留发声和吞咽功能，采用内镜微创治疗的病例不断增加。

指导医师：是的，这对患者来说是件好事。
自从 2005 年通过窄带光谱进行观察的 NBI 上市以来，咽部表浅癌的发现率不断增加。这应归功于 NBI 提高了咽部恶性肿瘤的可视性。

住院医师：在发现咽部表浅癌方面，白光和 NBI 有多大差别呢？

指导医师：Muto 的一篇著名的论文比较了白光和 NBI 对头颈部和食管鳞状细胞癌的检出率。结论表明，NBI 对肿瘤的检出率更高（图 1）。这么看来，仅使用白光观察竟然会漏掉那么多肿瘤，真是太可怕了。因此，**在观察咽部和食管时必须使用 NBI**。

住院医师：NBI 可通过内镜上的一个按钮一键切换，非常方便。那么什么是 BLI 呢？

指导医师：NBI 是由奥林巴斯公司开发的，而 BLI 则是富士胶片公司开发的内镜下窄带成像系统，在咽癌和食管癌的诊断筛查方面，两者具有相同的效果。正是由于使用了 NBI/BLI，才使更多咽部表浅癌被发现，并可通过内镜下切除的微创方法进行治疗。

白光		NBI
头颈部癌 8% 食管癌 55%	VS.	头颈部癌 100% 食管癌 97%

图 1　头颈部癌、食管癌筛查的敏感性
引自参考文献 [2]

要点　应使用 NBI/BLI 观察咽癌和食管癌！

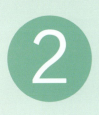

2 咽喉部解剖

住院医师 ：咽喉部解剖真是太难了……

：咽喉部解剖确实很难，图 1 所示为咽喉部解剖图，但是能充分理解这部分解剖结构
指导医师 的人并不多。

住院医师 ：我对这个就不怎么了解……

指导医师 ：那就参照解剖图谱学习吧！

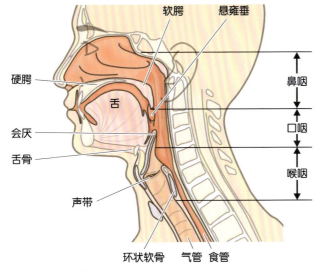

图 1　咽喉部解剖

1.　口腔—鼻咽

指导医师 ：首先是口腔，你知道鼻咽、口咽和喉咽的分界线，以及喉咽和颈部食管的分界
　　　　　 线吗？

住院医师 ：嗯，好像是……

指导医师 ：从后鼻孔至悬雍垂根部水平为鼻咽，不过，这部分只能通过经鼻内镜观察。
　　　　　 使用经口内镜观察时，首先看到的是硬腭和软腭（图 2A）。

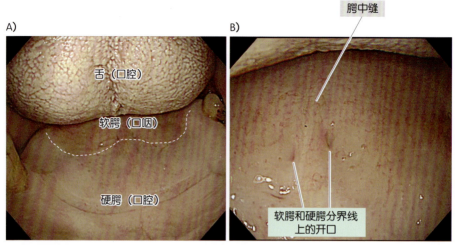

图2　腭小凹

A）硬腭和软腭的边界处可见小孔。

B）抵近观察时，在腭中缝两侧可见 2 个开口。

指导医师：这就是口腔和口咽的分界。软腭起始向后方即为口咽。硬腭和软腭颜色不同，分界线容易识别。硬腭颜色偏白。另外，你知道硬腭和软腭分界线中部的小孔（图2B）是什么吗？

住院医师：咦，怎么还有小孔，是病变吗？

指导医师：这不是病变，是腭腺（唾液腺）的开口，在硬腭和软腭分界的腭中缝两侧，仔细观察时通常都能看到。它是人体正常结构，见于 50% ~ 80% 的人。可以表现为两边对称，左右各一个，也可以表现为仅存在一侧。作为医生，至少应该了解检查过程中可能看到的解剖结构的准确名称。

住院医师：您说的对，我会认真学习的。

2.　口咽—喉咽

指导医师：下面，我们来看看口咽和喉咽的分界，你知道在哪里吗？

住院医师：这个我学过！分界位于舌骨上缘或会厌软骨上缘。（口咽和喉咽分界应该定在会厌上缘，但原文直译是以舌骨上缘或会厌谷水平为分界，译者注）

指导医师：太棒了！由于在内镜下无法看到舌骨，因此我们会根据会厌谷来判断口咽和喉咽的分界。会厌谷位于会厌前方（腹侧），即舌根的起始部（图3）。

住院医师：不过，虽然我们常说舌根，但是只能想象这是舌头靠里的位置，在解剖学上具体是什么部位呢？

指导医师：经口进行内镜检查时，舌头处于切线位，不易观察。舌在解剖学上，由界沟分为两部分，位于口腔的舌体和口咽的舌根。这两部分的外观和功能均不同。舌体分布着味觉感受器——味蕾，舌根则富含淋巴组织，即舌扁桃体，表现为凹凸不平的疣状隆起。

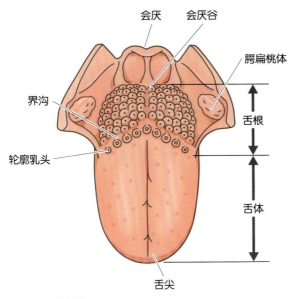

会厌　会厌谷

腭扁桃体

界沟

舌根

轮廓乳头

舌体

舌尖

图3　舌的结构

舌由界沟分为前2/3的舌体（口腔）和后1/3的舌根（口咽）。

要点

舌体（口腔）：味觉感受器。

舌根（喉咽）：淋巴组织。

指导医师：那么，你知道如何通过内镜来观察舌体和舌根的分界吗？

住院医师：哎，这个地方还能用内镜观察吗？

指导医师：使用经鼻内镜并采用"口咽翻转法"就能看到。这是由咽癌和食管癌诊断专家川田研郎老师提出的方法。首先经鼻插入细径内镜，在刚刚越过悬雍垂的时候，让患者张大嘴并伸出舌头。伸舌后，会厌、舌根及左右两侧壁的视野充分展开（图4）。这时让患者发"诶"声，与此同时，将内镜的大旋钮向"UP"方向旋至最大就能直视舌根了（图5）。此时可以看到呈 V 形的轮廓乳头，紧邻轮廓乳头后方的沟槽（界沟）即为舌体（口腔）和舌根（口咽）的分界线。这里所展示的照片是由川田老师提供的。

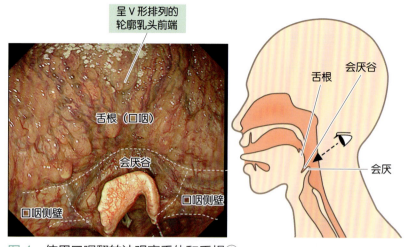

图 4　使用口咽翻转法观察舌体和舌根①

经鼻腔插入内镜，嘱患者张大口并伸出舌头（弯曲角度较小）。

图片来源：川田研郎

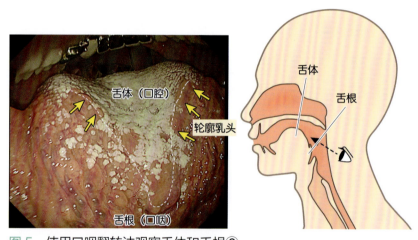

图 5　使用口咽翻转法观察舌体和舌根②

内镜大旋钮向"UP"方向旋到最大并嘱患者发"诶"声。

轮廓乳头：界沟前排列成 V 形的较大乳头。

图片来源：川田研郎

住院医师：经口内镜根本就无法看到这种图像啊！我都有点感动得想哭了……

指导医师：要说想哭，那可有点夸张了……顺便说一下，中老年人的舌扁桃体有时会出现生理性肿大（图 6）。将肿大的舌扁桃体误认为咽部肿瘤而转诊至我院的情况也时有发生。

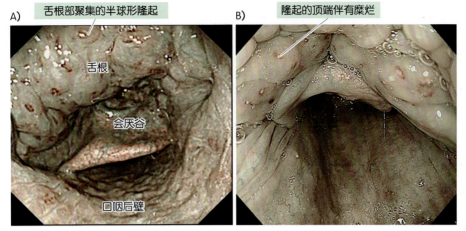

A) 舌根部聚集的半球形隆起

B) 隆起的顶端伴有糜烂

舌根

会厌谷

口咽后壁

图 6　舌扁桃体（生理性肿大）

舌根的黏膜下层具有丰富的淋巴组织（舌扁桃体），表面形成疣状小隆起，部分中老年人可出现生理性肿大。A）经鼻内镜观察。B）经口内镜观察。

住院医师：这么说来，难怪曾经听说过打呼噜的时候舌根会后坠。

指导医师：舌根后坠可发生于睡眠或使用镇静药物时。当人的意识水平降低时，维持舌自然形态的肌群张力下降。因此，在仰卧位时受重力作用舌向背侧下坠，舌根紧贴咽后壁就会引起气道梗阻（图 7）。应注意内镜检查中使用镇静药物时也可能发生这种情况。

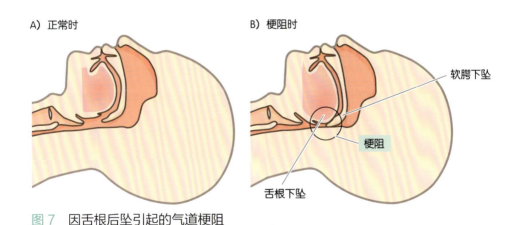

A) 正常时

B) 梗阻时

软腭下坠

梗阻

舌根下坠

图 7　因舌根后坠引起的气道梗阻

指导医师：有点跑题了，让我们回到原来的话题。虽说常规观察会厌谷的人并不多，但这个部位也会发现肿瘤。图 8 展示的是发生于会厌谷的口咽癌病例。

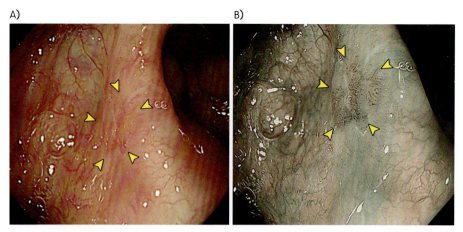

图 8　会厌谷的口咽癌（由于口咽和喉咽分界不同，这个部位的肿瘤应诊断为喉咽癌，译者注）

会厌谷表浅癌（5mm，0-Ⅱb，鳞状细胞癌），对于高风险人群要注意观察这个部位！

住院医师：原来这个位置也会长恶性肿瘤啊！

指导医师：对于咽部和食管癌的高风险人群，应仔细观察会厌谷。这个位置容易积存唾液，患癌风险较高，唾液与咽癌、食管癌的关系详见笔记：**饮酒脸红部分的说明**。

接下来，让我们看一段视频（视频➡12）。

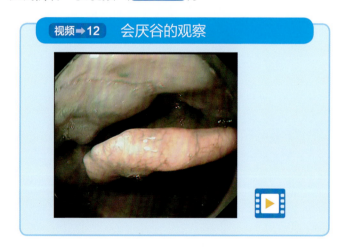

视频➡12　会厌谷的观察

3.　喉咽—食管

指导医师：接下来，你知道喉咽和食管的分界吗？

住院医师：我知道喉咽和食管的分界是环状软骨下缘，但是，因为在内镜下看不到环状软骨，就没办法判断分界线在哪里了吧……

指导医师：喉咽和食管黏膜均被覆复层鳞状上皮，在结构上缺乏明确的分界线，很难识别。在第 3 章也提到过，插管全麻时使用 Valsalva 法充分暴露喉部以后可以看清这个部位的解剖结构。让我们再看一次插管全麻时喉部充分暴露的图像吧（图 9）。背侧的圆形隆起称为环状软骨后区（以下简称"环后区"），与环状软骨的位置相对应，这个隆起处止点以上的部分为喉咽，以下的部分为颈段食管。

住院医师：但是，在常规内镜检查时是看不到环后区隆起的止点的，可以认为内镜检查时越过狭窄处之后就进入颈段食管了吗？

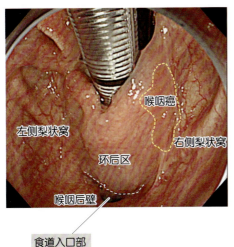

图9 插管全麻时暴露喉部

这是内镜下治疗下咽癌暴露喉部的病例，喉部向前方抬起，可以清晰地看到食管入口处。白色虚线处为环状软骨后区的下段，是下咽和颈段食管的分界。

黄色虚线所示的范围为下咽表浅癌。

指导医师：嗯，还不完全正确。该处狭窄是由于环咽肌收缩造成的，长度约2cm。此处为食管入口处的第一狭窄。环咽肌上缘是临床上颈段食管的起始部。也就是说，不是"通过狭窄处以后"而是"从狭窄部位开始"即为颈段食管。距门齿15cm左右即为食管入口处，即颈段食管的起始部。请再看一遍第3章的图示（第3章-2 图2）。图10～图15的内镜照片展示了咽喉部的详细解剖，这个部位结构复杂，需要结合各自的功能理解记忆。

A）从口腔至口咽　　　　　　　　B）口咽

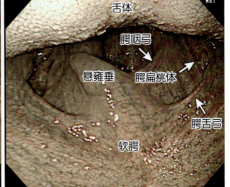

图10 口腔—口咽的解剖

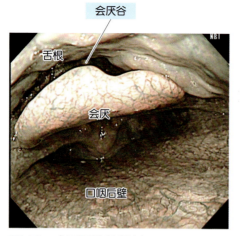

图 11　会厌周边的解剖

A）口咽（左侧）　　　　　　　　　B）口咽（右侧）

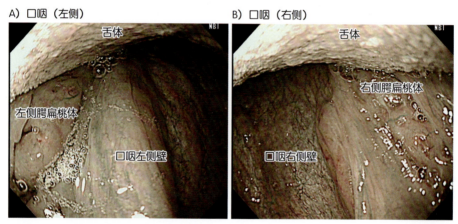

图 12　腭扁桃体周边的解剖

A）口咽（左侧）　　　　　　　　　B）口咽（右侧）

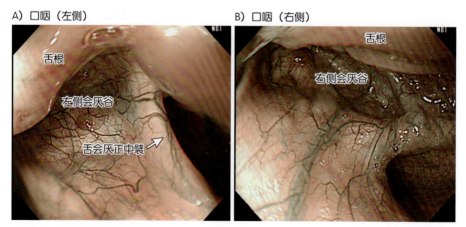

图 13　会厌谷周边的解剖

A) 喉咽

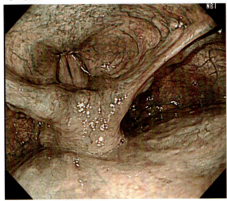

B) 与 A 图相同

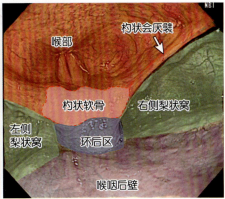

喉部

杓状会厌襞

杓状软骨

左侧梨状窝

右侧梨状窝

环后区

喉咽后壁

图 14　喉咽的解剖

※ 杓状软骨属于喉部

A) 喉咽（左侧）

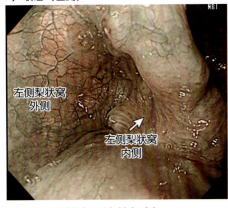

左侧梨状窝外侧

左侧梨状窝内侧

B) 喉咽（右侧）

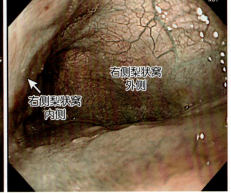

右侧梨状窝外侧

右侧梨状窝内侧

图 15　梨状窝周边的解剖

要点

应充分理解咽喉部的解剖结构。

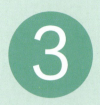

3　咽喉部的观察方法

1. 高效观察的顺序和技巧

指导医师：理解了咽喉部解剖结构以后，接下来我将介绍如何进行观察。这个部位由于在解剖结构上弯弯曲曲、凹凸不平、形态复杂，观察起来比较困难。

住院医师：而且内镜进到该处时，患者容易咳嗽或吞咽，很难仔细观察。

指导医师：观察技巧是确定一个常规顺序，迅速而高效地完成观察。另外，充分利用呼吸和发声也很重要。

住院医师：还能让患者发声吗?

指导医师：有两个部位可以通过让患者发声来暴露观察视野。第一个部位位于口咽软腭附近，让患者发"啊"声，从而使腭舌弓、腭咽弓以及悬雍垂上抬（图1，视频➡13）；第二个部位位于喉部，让患者发"诶"声，使杓状软骨和环后区上抬（图2，视频➡14）。

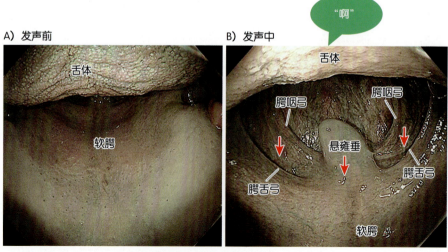

图1　通过让患者发声来暴露视野（口咽）

A）发声前，软腭和舌体距离较近，视野不佳。
B）患者发"啊"声后，腭咽弓、腭舌弓和悬雍垂抬起，视野清楚。

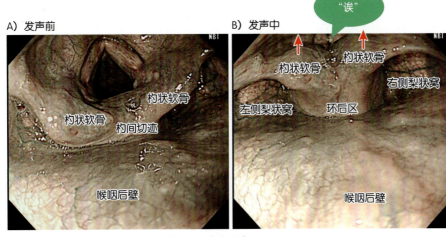

A）发声前   B）发声中

"诶"

杓状软骨
杓状软骨
右侧梨状窝
杓状软骨
左侧梨状窝   环后区
杓状软骨   杓间切迹

喉咽后壁   喉咽后壁

图2　通过让患者发声来暴露视野（喉咽）

A）发声前，几乎看不到环后区，左侧梨状窝受重力影响被遮挡。
B）发"诶"声后，杓状软骨上抬，两侧梨状窝和环后区的视野清楚暴露。

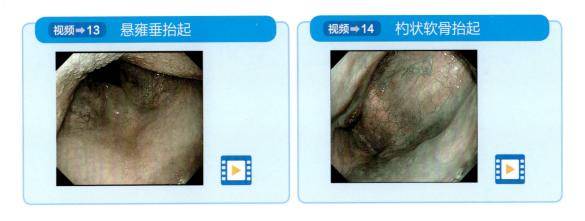

视频➡13　悬雍垂抬起

视频➡14　杓状软骨抬起

住院医师：进镜观察还是退镜观察，哪个时机更适合观察咽部呢？

指导医师：原则上讲，进镜时因内镜接触黏膜所致的影响较小，此时观察更好。

住院医师：但是，如果患者咳嗽就无法观察了。

指导医师：是这样的，一旦咽喉反射被触发，就很难停下来，这时候只能先快速插入食管，等退镜时再观察。

住院医师：另外，唾液也很碍事，会影响视野，造成观察困难……

指导医师：咽部麻醉前如果先漱口的话，唾液量就会减少。检查中也可一边轻轻吸引唾液，一边进行观察（图3）。还可以按压注水按钮一边注水，一边吸引水和唾液，这种方法也很有效。但是，不要通过活检孔道注水，这会导致水进入气管。

A）吸引前　　　　　　　　　　　　　　B）吸引后

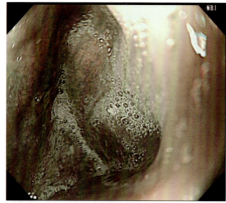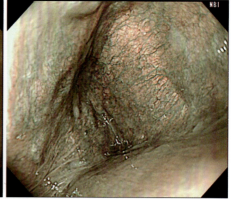

图3　吸引咽部的唾液
A）右侧梨状窝残留唾液，无法观察。
B）通过注水按钮少量注水并配合吸引，就能清楚地观察了。

住院医师：检查过程中应该使用镇静剂和镇痛剂吗？该如何使用？

指导医师：对于反射较强的人，使用镇痛剂抑制咽反射可以使患者在检查中感觉更舒适。我们医院通常使用盐酸哌替啶35mg静脉注射。盐酸哌替啶属于阿片类镇痛剂，作用于延髓的阿片受体，可抑制咽反射和咳嗽反射。另外，由于检查过程中需要让患者配合呼吸或发声，因此还是尽量不用或少用镇静剂（如咪达唑仑）为好。

住院医师：虽说应该按一定顺序观察，但是在这个部位总有点走一步看一步的感觉……

指导医师：在咽部观察时千万不要犹豫不决，如刚才所说，应确定自己的观察顺序，流畅地观察。观察方法如图4～图6所示。

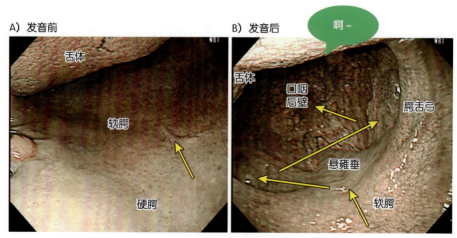

图4　观察法①：口腔—口咽
A）观察硬腭和软腭的分界（口腔和口咽的分界）。
B）接近软腭和舌时，如果视野无法暴露，可嘱患者发"啊"声，以便使悬雍垂、腭咽弓和腭舌弓抬起。观察左右腭扁桃体。

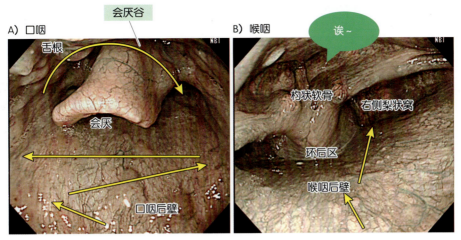

图5　观察法②：口咽—喉咽

A）继续进镜观察口咽的左、右侧壁，然后观察会厌谷。

B）进入喉咽部时嘱患者发"诶"声，使杓状软骨抬起，观察梨状窝。内镜前端首先进入右侧梨状窝。

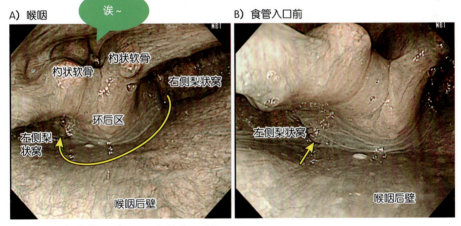

图6　观察法③：喉咽—食管入口处

A）从右侧梨状窝退镜，观察喉咽后壁、环后区，再移至左侧梨状窝，嘱患者发"诶"声，以暴露视野。

B）左侧卧位时，左侧梨状窝经常会积存唾液，轻轻吸引以保证视野，可以轻按注水按钮少量注水后吸引。观察结束后从左侧梨状窝直接进入食管入口。

住院医师：咽部的观察需要多长时间合适呢？

指导医师：对于咽癌的高危人群，应观察 1 分钟左右，但对于无危险因素且反射强烈的人，为避免引起咽反射，大致观察一下也是可以的。这方面应灵活应对，否则患者一旦感到痛苦就不愿接受下次检查了。**咽癌好发于梨状窝**，对这个部位应尽量仔细观察。仅通过语言描述和静止的图片很难理解具体的观察方法，还是看一段视频吧（视频➡15）。

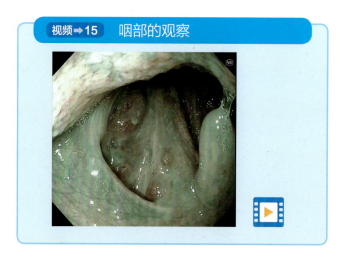

视频 ⇒ 15　咽部的观察

要点　咽部观察的要点是轻柔、迅速，并利用发声暴露视野。

2. 病例分析

指导医师：尽管内镜下发现的咽癌数量不断增加，但还是会有漏诊进展期癌的情况。让我们来看看这个病例吧。

病例1 60岁，男性

现病史：吞咽时有异物感2个月，耳鼻喉科就诊未见明显异常，随后行内镜检查发现食管癌，为进一步诊治前来就诊。

既往史：高血压。

服药史：氨氯地平。

个人史：吸烟　20支/日×40年；

　　　　饮酒　啤酒1L/日　饮酒脸红（+）

指导医师：这个病例问诊时应注意什么？

住院医师：首先应注意的是"吞咽时的异物感"。另外，吸烟、饮酒是食管癌和咽癌共同的危险因素。

指导医师：是的，在食管癌患者中5%~10%可以合并咽部的重复癌，检查前应有发现咽癌的意识。

实际上，这个病例年轻医生检查时并未注意到这个病变（图7A，B），就直接进入了食管，当时我正好在后面看到了，觉得可能有点问题，就让他再次退镜至咽部重新观察。结果就在喉咽后壁发现了一处2.5cm大小的癌灶（图7C，D）。环后区、喉咽后壁容易称为观察的死角，即使进展期癌也可能被漏诊，一定要特别注意。

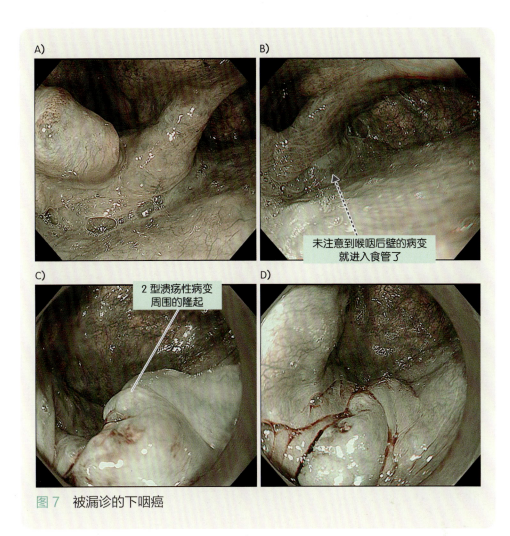

图 7　被漏诊的下咽癌

A)

B)
未注意到喉咽后壁的病变就进入食管了

C)
2 型溃疡性病变周围的隆起

D)

要点

对食管癌患者行内镜检查时，应树立发现咽部重复癌的意识。

4 口腔和咽部的良性疾病

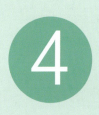

指导医师 ：下面，我将结合病例介绍常见的良性疾病。

1. 淋巴滤泡（咽部淋巴组织）

指导医师 ：观察口咽和喉咽时，经常可以看到如图 1~图 3 那样的多发性半球形隆起，你知道这是什么吗？

住院医师 ：这不就是**淋巴滤泡**嘛！

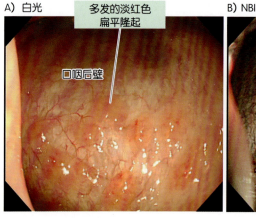
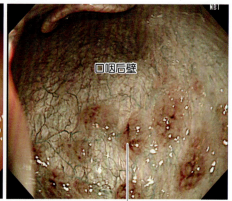

A）白光　　　多发的淡红色扁平隆起　　　口咽后壁

B）NBI　　口咽后壁　　褐色区域，点状血管（-）

图 1　淋巴滤泡①
口咽后壁的多发淋巴滤泡。

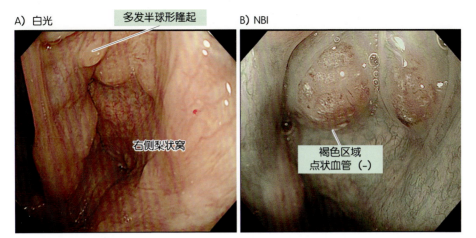

A）白光　　　多发半球形隆起　　　B）NBI

右侧梨状窝

褐色区域
点状血管（-）

图2　淋巴滤泡②

右侧梨状窝多发淋巴滤泡。

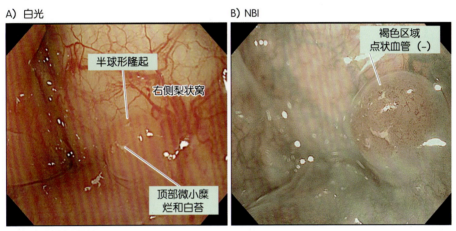

A）白光　　　　　　　　　　　B）NBI

半球形隆起

右侧梨状窝

顶部微小糜
烂和白苔

褐色区域
点状血管（-）

图3　淋巴滤泡③

右侧梨状窝多发淋巴滤泡。

指导医师：对这个问题你很有自信嘛，正确。

住院医师：以前曾把它当作癌取活检，被批评过……

指导医师：我以前没经验时也曾取过活检。咽部是外来细菌和病毒最早入侵的部位，富含淋巴组织（图4）。淋巴滤泡常见于口咽后壁和梨状窝。

住院医师：忽然想到咽部的淋巴滤泡与胃、结肠的淋巴滤泡有什么区别吗？

指导医师：确实不同，你能注意到这一点很不错。内镜检查时所看到的胃、结肠的淋巴滤泡一般为2mm左右的颗粒状隆起。但是咽部的淋巴滤泡形状各异、大小不等，有时能看到很大的淋巴滤泡，顶部还伴有糜烂。当与鸡皮样胃炎的淋巴滤泡对比时就很容易理解了（图5）。

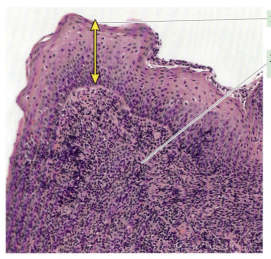

复层鳞状上皮

大量淋巴细胞
浸润

图4 喉咽淋巴滤泡活检的病理组织学图像

不伴有异型性的鳞状上皮下可见淋巴细胞聚集。部分淋巴细胞浸润至上
皮层内。另外，这个病理标本中并未看到组织学上可见的淋巴滤泡结构。

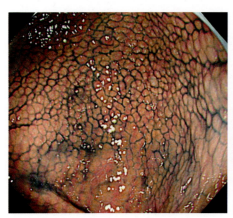

淋巴滤泡

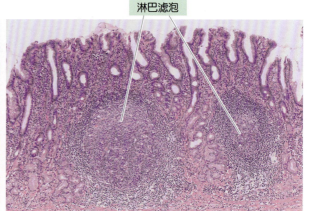

图5 胃的淋巴滤泡（鸡皮样胃炎）

胃窦可见大小一致的约2mm大小的多发颗粒样隆起，组织病理学上也可以看到淋巴滤泡。

住院医师：真是完全不同啊！

指导医师：如果在咽部的淋巴滤泡处取活检，经常只能看到淋巴细胞聚集，而看不到组织学上
的淋巴滤泡结构。

住院医师：也就是说，这并不是真正的淋巴滤泡，是吧？

指导医师：这只代表我个人的观点，咽部所谓的淋巴滤泡，实际上可能仅是咽部黏膜相关淋巴
组织（mucosa-associated lymphoid tissue，MALT）。当然，在黏膜相关淋巴组织中，
聚集的淋巴细胞中也存在淋巴滤泡。

住院医师：正因如此，咽部的淋巴滤泡才与胃、结肠的淋巴滤泡的形态和大小均不相同，
是吧？

指导医师：我觉得是这样的。但是，由于临床上将咽部的半球形隆起称为淋巴滤泡，因此，在

本书中也继续沿用咽部淋巴滤泡这一说法。

住院医师：淋巴滤泡顶部的褐色区域（Brownish area，BA）是否会与下咽癌很难鉴别？

指导医师：并不是说 BA 就等同于癌，BA 是由于上皮层变薄而发生的改变。淋巴滤泡由于淋巴
细胞增殖导致上皮层变薄，因而出现 BA。在与癌鉴别方面，主要根据呈点状扩张、
迂曲的血管来进行判断。关于点状血管将在下咽癌这部分（**第 4 章 -5**）进行介绍。
另外，其他淋巴组织，如舌根部的舌扁桃体，口咽侧壁的腭扁桃体也可以出现生理
性肿大（图 6）。年轻人常可见腭扁桃体肿大，而在老年人中，舌扁桃体肿大更为多
见。淋巴滤泡扁桃体的生理性肿大并无临床意义。

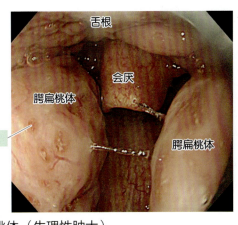

图 6　腭扁桃体（生理性肿大）

住院医师：腭扁桃体就是我们俗称的"扁桃腺"吧？

指导医师：是的，张大嘴后在咽腔的深处就可以看到，我们俗称的"扁桃腺"就是腭扁桃体。
由于腭扁桃体属于淋巴组织，将其称为"腺"，从医学上讲是错误的。同样的道理，
将淋巴结称为"淋巴腺"也是不对的。
"腺"是指分泌维持生命所必需的物质器官，由产生分泌物的腺细胞、暂时储存分
泌物的腺泡以及排出分泌物的导管组成。可分为汗腺、唾液腺等外分泌腺以及甲状
腺等不具有导管的内分泌腺。

住院医师：那么胃底腺也属于外分泌腺吗？

指导医师：是的，胃底腺也是一种消化腺。至于胃底腺分泌的是哪种物质，我将在胃的部分
（**下卷　第 7 章**）进行介绍。
稍微有点跑题了，从口腔至咽部的正常结构和良性疾病很有特点，要认真记住哦！
那么，接下来是口腔和咽部的其他良性疾病的内容，请仔细阅读。

2. 腭骨隆突

腭骨隆突是发生于硬腭正中的单纯的骨性增生（图7），原因不清，多见于40岁以上的患者，呈无痛性缓慢生长，通常随访观察即可。但是，若肿物较大引起构音障碍或吞咽困难时，可考虑行手术治疗。内镜医生第一次看到它时可能会误以为是肿瘤。此后看多了也就不奇怪了，但是，实际上知道这个病的名称并了解该病的内镜医生非常少。

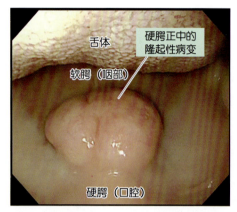

图7　腭骨隆突

3. 黑色素沉着

黑色素沉着是上皮内黑色素细胞沉积所致的边界略微模糊的黑褐色的色斑（图8）。可见于20%左右的酗酒者中，常见部位为软腭、咽部和食管。与NBI相比，白光观察更容易发现病变。研究表明，伴有色素沉着的患者发生咽部、食管鳞状细胞癌的风险较高。因此，如果发现口腔和咽部存在色素沉着，应考虑存在咽癌、食管癌的可能性并仔细检查。

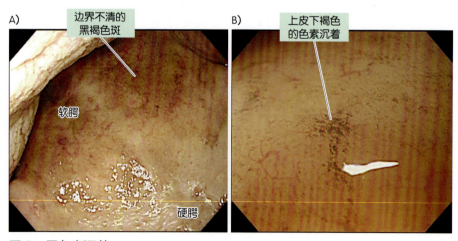

图8　黑色素沉着

4. 乳头状瘤

乳头状瘤是来源于鳞状上皮的良性肿瘤，表现为发白的隆起型病变，呈海葵样、桑葚样或平坦隆起型的乳头样结构。白光下可见特征鲜明的具有白色镶边的发红的血管（图9A），NBI下可见清楚的袢状血管（图9B）。好发于口咽和喉咽后壁。呈海葵样和桑葚样，内镜下即可诊断，而平坦隆起型病变有时与癌难以鉴别，应活检进行病理诊断。

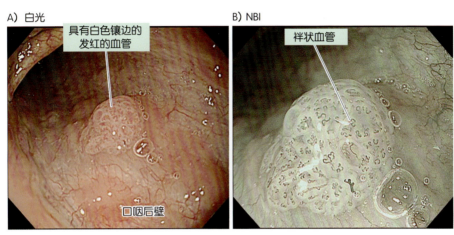

A）白光　　　具有白色镶边的发红的血管　　　口咽后壁

B）NBI　　　袢状血管

图9　乳头状瘤

5. 会厌囊肿

会厌囊肿是好发于会厌舌面或会厌谷的良性囊肿（图10）。多见于40岁以上的中年男性。虽然大多数患者没有任何症状，但是若存在引起急性会厌炎或咽部阻塞以致气道梗阻风险时，则有手术指征。

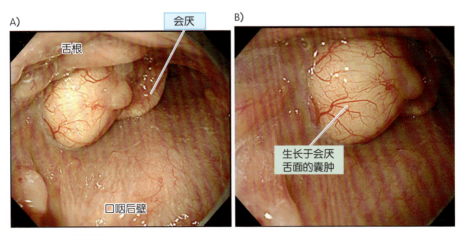

A）会厌　舌根　口咽后壁

B）生长于会厌舌面的囊肿

图10　会厌囊肿

6. 骨质增生导致的咽后壁突起

在老年人群中，有时可看到因颈椎变形导致的口咽和喉咽处黏膜的突起（图 11）。

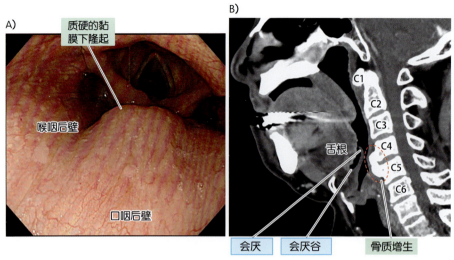

图 11　骨质增生导致的咽后壁突起

掌握口腔和咽部的非病理性改变：

· 淋巴滤泡。

· 腭骨隆突。

· 色素沉着。

· 乳头状瘤。

· 会厌囊肿。

· 骨质增生导致的咽后壁突起。

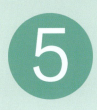

5 咽部表浅癌的筛查

指导医师：终于到了最重要的部分——恶性肿瘤了，本章节我将介绍咽部表浅癌的筛查。

住院医师：其实，我并不太了解咽部表浅癌是如何定义的……

指导医师：很多医生都不太了解咽癌，我来详细地讲一讲。

1. 咽部表浅癌的特点

指导医师：咽部的黏膜与食管、胃黏膜不同，由于没有黏膜肌层，其上皮层的下方被称为上皮下层。也就是说，从表层至深层依次为由复层鳞状上皮所构成的上皮层（epithelial layer，EP）、上皮下层（subepithelial layer，SEP），以及固有肌层（muscularis propria，MP）。

住院医师：这么说来，就相当于把食管、胃的黏膜固有层与黏膜下层合在一起，统称为上皮下层。

指导医师：是的，咽部表浅癌的定义是指局限于上皮层和上皮下层的恶性肿瘤（图1），无论有无淋巴结转移。由于表浅癌可以进行内镜微创治疗，因此能否在这个阶段早期发现就看内镜医生的水平了。

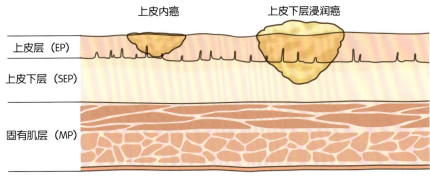

图 1 表浅癌的浸润深度
引自文献 [2]

要点 咽喉部没有黏膜肌层！

指导医师：咽部表浅癌的肉眼分型（图2）是根据食管癌处理规范分类的，那么，你知道哪种肉眼分型最常见吗？

住院医师：根据我的经验，浅表平坦型（0-Ⅱb型），以及0-Ⅱa型、0-Ⅰ型这种隆起型比较常见吧！

指导医师：是的，大多数是浅表平坦型或隆起型病变，凹陷型非常少见。这与食管表浅癌中较常见类型为浅表凹陷型（0-Ⅱc型）是不同的。

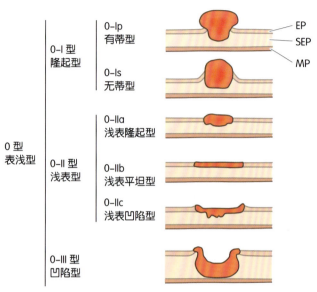

图2 咽癌的肉眼分型

引自文献[3]

咽部表浅癌：隆起型多见。
食管表浅癌：凹陷型多见。

2. 咽部表浅癌应关注的内镜下表现

指导医师：那么，在咽部表浅癌的筛查中，应关注哪些内镜下表现呢？

住院医师：白光下应重点关注**颜色发红，黏膜凹凸不平，以及背景黏膜的血管纹理消失**。

指导医师：对，这部分你掌握得很好。由于伴有血管增生，咽癌常表现为色调发红（图3）。但是，应注意当伴角化时病变可能表现为发白、颜色浑浊（图4）。当发现角化时，应注意其周边黏膜是否存在发红的区域。

　　那么，你知道为什么会出现血管纹理消失吗？

住院医师：是由于癌变所导致的吗？

指导医师：可以这样说……不过，更详细的解释是：对于正常的背景黏膜，可以从鳞状上皮下方透见黏膜下层的血管。但是，当发生肿瘤时，由于肿瘤导致黏膜增厚和血管增生，黏膜下层的血管就看不到了。这就是血管纹理消失的原因。

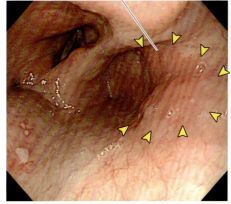

A）白光

・黏膜发红且有边界
・血管纹理消失
・浅表隆起

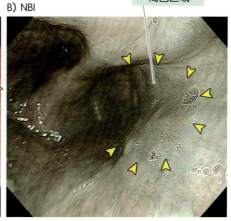

B）NBI

褐色区域

图 3 　典型的咽部表浅癌

A）右侧梨状窝轻微发红，可见轻微隆起，病变处血管纹理消失。

B）NBI 下可见褐色区域。

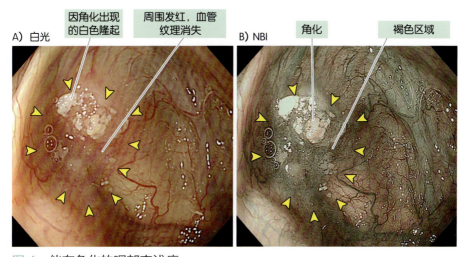

A）白光

因角化出现
的白色隆起

周围发红，血管
纹理消失

B）NBI

角化

褐色区域

图 4 　伴有角化的咽部表浅癌

A）右侧会厌谷的咽部表浅癌，因角化出现白色隆起，伴发红和血管纹理消失。B）NBI 下可见白色隆起，周围可见褐色区域。

要点

咽部表浅癌关注的要点：

・色调发红。

・黏膜轻微凹凸不平。

・血管纹理消失。

指导医师：表浅癌常常仅有微小的形态改变，白光下很难发现。因此，NBI 就显得非常重要。你知道在 NBI 下咽部表浅癌的表现吗？

住院医师：NBI 下，首先应寻找有无褐色区域（BA），在 BA 中放大观察是否存在异常血管。

指导医师：异常血管有点宽泛，比较主观，具体来说哪些表现属于异常血管呢？

住院医师：异常血管是指在放大内镜观察时可见血管扩张、迂曲、粗细不均、形态不一 4 种表现。

指导医师：是的，根据日本食管学会的食管表浅癌放大内镜分型，在鳞癌中所见的血管称为 Type B。下咽癌也属于鳞癌，通常也使用这个分型标准。

住院医师：虽然我知道文字上是如何描述的，但实际上扩张、迂曲、粗细不均还好理解，形态不一就有点抽象了，我实在想象不出具体是什么样子。

指导医师：形态不一就是指血管的形态左右不对称，这样说就好理解了。可以参考图 5 的模式图和内镜图片。

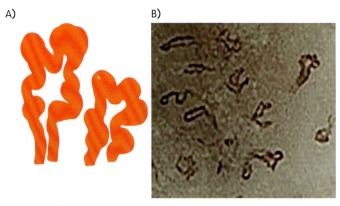

图 5　异常血管
A）扩张、迂曲、粗细不均、形态不一的模式图。
B）扩张、迂曲、粗细不均、形态不一的放大内镜图片。

住院医师：啊，如果没有放大内镜，是不是就无法观察异常血管了？

指导医师：即使不放大观察，也可以根据点状血管样表现在一定程度上识别出来。而且，使用细径内镜近距离观察时，也可以看到点状血管（图 6）。日本食管学会对于食管表浅癌的放大内镜分型，将在本书的食管部分（第 5 章）进行详细介绍。

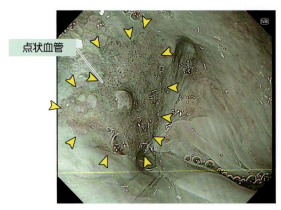

点状血管

图 6　使用经鼻内镜（GIF-1200N）观察下咽部表浅癌
抵近观察时，即使不放大，也可以看到点状血管。
照片来源：川田研郎医生

3. 褐色区域（brownish area, BA）和背景黏膜色 (background coloration)

指导医师：让我们回到最基本的概念，BA 究竟是指什么呢？

住院医师：它是指从远处或抵近观察时所看到的边界清晰的褐色区域吧？

指导医师：是的，是指具有边界的褐色区域。应注意表现为 BA 的病变并非全是癌。下咽或食管表浅鳞癌的 BA 具有以下 2 个特点：

　①点状异常血管（较深的褐色）。

　②背景黏膜色（较浅的褐色）。

住院医师：背景黏膜色是指什么呢？

指导医师：背景黏膜色是指在点状异常血管间，黏膜呈较浅的褐色改变（图 7）。

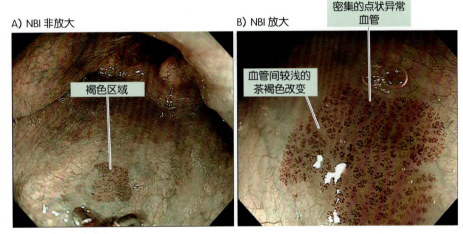

图 7　背景黏膜色

A）口咽后壁约 4mm 大小的鳞状细胞癌，表现为 BA，即使不放大观察也可以发现点状血管。

B）放大观察可见 BA 由点状血管和血管间较浅的茶褐色改变（background coloration）构成。

住院医师：为什么会产生背景黏膜色呢？

指导医师：机制还不十分清楚，不过，如果表面的黏膜层变薄，就会出现背景黏膜色的改变。另外，肿瘤部位毛细血管增生以及肿瘤细胞内血红蛋白增加可能也与这种改变有关。

住院医师：淋巴滤泡也表现为 BA，有时会与癌混淆。

指导医师：鳞状细胞癌诊断的依据包括：

　①明确的边界。

　②可见点状异常血管。

　③可见背景黏膜色。

符合以上 3 条就可以诊断为癌。由于黏膜层变薄，淋巴滤泡也可以出现类似背景黏膜色的浅褐色改变，但是没有点状异常血管（图 8）。

要点 通过点状血管鉴别 BA。

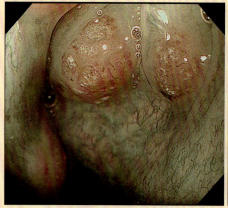

点状血管（–）
→非癌病变（淋巴滤泡）

点状血管（+）
→下咽癌

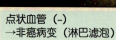 **图 8** 表现为 BA 病变的鉴别

指导医师：接下来将展示几个典型的咽部表浅癌的病例，让我们一边回想刚才的对话，一边学习吧！

病例 1 咽部表浅癌①

· 具有边界的黏膜发红
· 血管纹理消失
· 黏膜粗糙
· 凹凸不平

A）白光

B）NBI 非放大

褐色区域

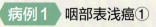 右侧梨状窝

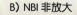 点状血管

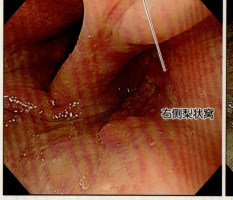

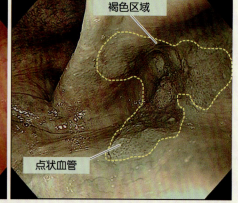

右侧梨状窝外侧可见发红的浅表隆起型病变，在梨状窝喉侧也能看到与之延续的平坦型病变，非放大 NBI 下可见 BA，抵近观察可见点状血管。

诊断 右侧梨状窝，20mm，0-Ⅱa+Ⅱb，SCC

（SCC，squamous cell carcinoma，鳞状细胞癌）

病例2 咽部表浅癌②

A）白光
·具有边界的黏膜发红
·血管纹理消失

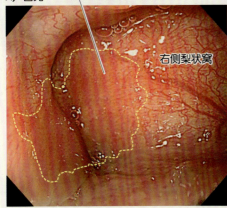

右侧梨状窝

B）NBI 非放大

褐色区域

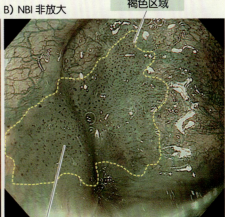

点状血管

右侧梨状窝外侧和喉侧均可见具有边界的黏膜发红，病变周围可见网状血管，病变处血管纹理消失。该例为无明显凹凸不平的 0-IIb 型病变。NBI 非放大观察可见 BA 和点状血管。

诊断 右侧梨状窝，10mm，0-Ⅱb，SCC

病例3 咽部表浅癌③

A）白光

轻微发红
血管纹理消失

右侧梨状窝

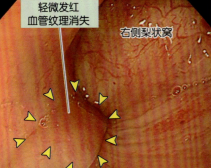

B）NBI 非放大

褐色区域

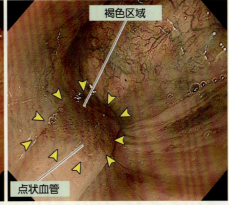

点状血管

右侧梨状窝喉侧可见黏膜轻微发红，伴血管纹理消失。白光下病变难以识别。NBI 非放大观察可见 BA 和点状血管。

诊断 右侧梨状窝，10mm，0-Ⅱb，SCC

病例4 咽部浅表癌④

A) 白光　小隆起

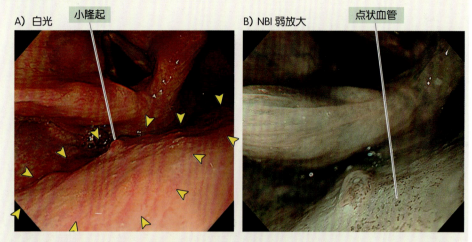

B) NBI 弱放大　点状血管

口咽和喉咽后壁可见小隆起，仔细观察发现病变与周边轻微发红的黏膜连续。NBI 弱放大观察可见扩张迂曲的血管。应注意口咽后壁处于切线位，观察困难。

C) 碘染色

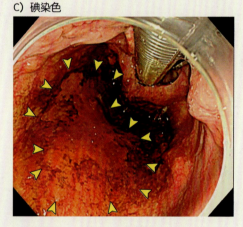

插管全麻时充分暴露喉部后行碘染色，可以看到病变全貌，这是一个超过 5cm 的较大病变。

诊断 口咽和喉咽后壁，56mm×31mm，0-Ⅱb+Ⅱa，SCC

4. 在咽部可以进行活检吗？

住院医师：我以前从未在咽部取过活检，能按平时的方法取活检吗？在咽部取活检看起来很痛的，而且还会担心出血、误吸……

指导医师：对消化内科医生来说，在这个部位取活检，开始时确实会有点担心。但实际上取过活检后就会发现，这个部位活检与其他部位并没有太大差别。也未遇到过活检后因出血或疼痛出现问题的情况。应注意的是，尽量使用小口径的活检钳（比如奥林巴斯的 EndoJaw FB-231），取最少量的组织。并告知患者检查后可能会出现咽喉部不适，唾液内可能会带一点儿血。由于退镜时视野有时不佳，建议在进镜时取活检。

如果患者反射比较剧烈，活检困难，可以将患者介绍至咽部表浅癌经验丰富的专科医院进行活检。

住院医师：喉部也可以取活检吗？

指导医师：血液可能流入气管的部位或声带附近属于活检禁忌（图9）。这种情况下应请耳鼻喉科会诊，在插管全麻下活检。

让我们来看一段咽部活检的视频吧（视频➡16）。

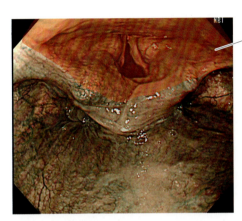

这个部位禁止活检

图9　咽部活检
不要在血液可能流入气管的部位或声带附近取活检（红色半透明区）。

视频➡16　咽部活检

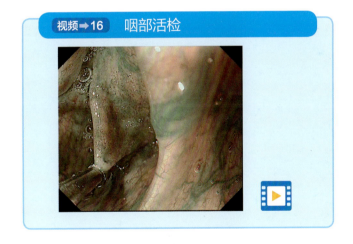

5. 下咽部的炎症性改变

住院医师：是否曾在杓状软骨区和环后区看到过褐色区域?

指导医师：有时候会遇到这种情况。在杓状软骨附近，由于炎症常会出现褐色改变（图 10）。环后区有时还可以看到点状血管，但是若不伴有背景黏膜色且边界不清，则考虑为炎症性改变（图 11）。由于咽部是食物、空气等的通道，经常会出现炎症性改变。

住院医师：这回我知道了，并不是所有的 BA 都是癌。

A) 白光　　　　　　　　　　　　　　B) NBI

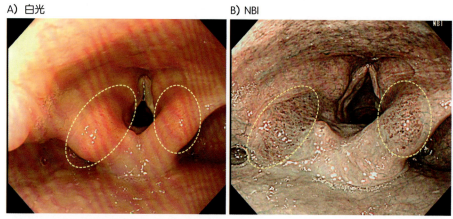

图 10　杓状软骨周围的炎症性改变
在白光下，两侧杓状软骨颜色发红，NBI 下可见 BA，但不伴点状血管。双侧杓状软骨呈对称性改变。诊断为炎症性改变。在杓状软骨发生这种炎症性改变并不少见。

A) NBI 非放大　　　　　　　　　　　B) NBI 放大

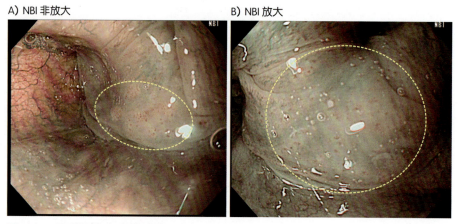

图 11　环后区的炎症性改变
环后区可见多发的小型点状血管，背景缺乏茶褐色改变。环后区有时可观察到这种边界不清的点状血管，这也是炎症性改变。

在观察困难的部位使用黑帽！

经常被称作"黑帽"的内镜前端帽（如奥林巴斯的 MAJ-1989 等）对于咽部观察非常有效。黑帽安装在内镜前端，向前突出约 2mm，可以防止视野被遮挡（图 12）。即使在内镜会与黏膜接触导致视野不清的部位，也可以通过黑帽使内镜和黏膜保持一定距离，从而易于观察。这对梨状窝、环后区以及颈部食管的观察都非常有效（图 13）。另外，也有利于确认食管入口处的进镜方向。当然，对于胃、食管放大内镜观察中的对焦也很有帮助。"黑帽"可以重复使用，请一定要试试。

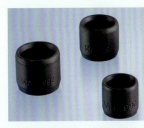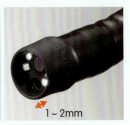

图 12　黑帽（前端帽）
安装时使黑帽突出内镜前端 1～2mm。
照片提供：奥林巴斯公司

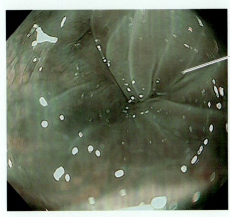

黑帽使内镜和黏膜保持距离

图 13　使用黑帽观察梨状窝
使用黑帽可以观察到梨状窝深处的部位。

口咽癌和下咽癌内镜下治疗的适应证？

内镜下治疗咽癌的指征是：根据术前诊断，病变局限于上皮下层，没有淋巴结转移。也就是说，咽部表浅癌是适合内镜下治疗的。内镜切除后根据病理结果，如果切缘阴性，基本上无须追加治疗；如果肿瘤浸润至上皮下层，则需要行 CT 等检查进行评估；如果发现淋巴结转移，则需要追加治疗。咽癌的淋巴结转移常常局限于颈淋巴结，发现淋巴结转移并追加治疗后，大多长期预后较好。

第 4 章的参考文献

[1] Muto M, et al：Early detection of superficial squamous cell carcinoma in the head and neck region and esophagus by narrow band imaging：a multicenter randomized controlled trial. J Clin Oncol, 28：1566-1572, 2010

[2]「頭頸部癌取扱い規約　第6版補訂版」（日本頭頸部癌学会／編），金原出版，2019

[3] 日本頭頸部癌学会：頭頸部表在癌取扱い指針（Ver. 1）http://www.jshnc.umin.ne.jp/pdf/toriatsukaishishin.pdf

[4] 石原　立，飯石浩隆：表在食道癌の拡大内視鏡診断．日本消化器内視鏡学会雑誌，56：3818-3826，2014

[5] Kanzaki H, et al：Histological features responsible for brownish epithelium in squamous neoplasia of the esophagus by narrow band imaging. J Gastroenterol Hepatol, 28：274-278, 2013

[6] Kumagai Y, et al：Dynamism of tumour vasculature in the early phase of cancer progression：outcomes from oesophageal cancer research. Lancet Oncol, 3：604-610, 2002

[7] Kumagai Y, et al：Chondromodulin-1 and vascular endothelial growth factor-A expression in esophageal squamous cell carcinoma：accelerator and brake theory for angiogenesis at the early stage of cancer progression. Esophagus, 17：159-167, 2020

[8] Minami H, et al：Background coloration of squamous epithelium in esophago-pharyngeal squamous cell carcinoma：what causes the color change? PLoS One, 9：e85553, 2014

专栏

喉咙好像有什么东西堵着！

在消化内科门诊经常能听到这样的主诉："喉咙里好像有个球堵着""像是有层膜盖着的感觉……""耳鼻喉科说没什么问题，能不能做内镜检查食管？"但胃镜检查后，绝大多数患者根本看不到所谓的"堵着的东西"。"主诉咽喉部有'异物感''堵塞感''压迫感'等不适，但耳鼻喉科检查后，并未发现引起不适的器质性疾病"，这种情况称为咽异感症。以下疾病可能导致咽异感症：①胃酸反流导致的胃食管反流病（gastroesophageal reflux disease，GERD）、咽喉部反流病(laryngopharyngeal reflux disease，LPRD)。②慢性过敏性咽喉炎。③焦虑症、抑郁症等精神心理因素。除此以外，其他疾病如慢性鼻窦炎导致的鼻后滴漏综合征、咽部异物、唾液分泌障碍等也可能导致上述症状。另外，虽然发生率很低，但是 1%～2% 的食管和咽部恶性肿瘤也会出现上述症状，因此应进行鉴别。咽异感症通常不伴吞咽疼痛，若合并该症状时，应警惕恶性肿瘤，检查时应关注环后区等难以观察的部位，确认有无恶性肿瘤。

那么，对于没有明确器质性疾病，但使用 PPI 效果不佳的患者该怎么办呢？患者迫切希望改善临床症状。在这种情况下，我会开一些中药。在中医理论上，将咽喉不适（梅核气）归为气郁，气郁是指作为生命活动基本能量的"气"运行不畅所致的一种病态。气郁症状包括：情绪低落，咽喉、胸部和季肋区不适，腹部胀满，头部发沉等。有些中药方剂可以改善气郁症状，如香苏散、半夏厚朴汤、柴朴汤等。特别是对于那些咽部至季肋部都不舒服的患者，半夏厚朴汤效果显著。临床经验表明，中药对半数患者有效，起效时间需要 2～4 周。

参考文献

[1] 林 達哉：咽喉頭異常感症. ENTONI，213，75-78，2017

第 5 章

食管
——观察与发现病变的要点

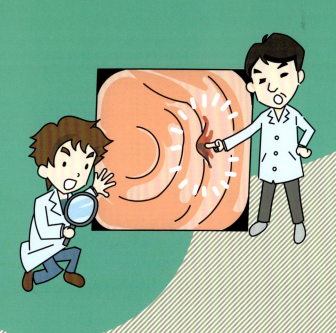

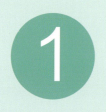

1 食管的解剖

1. 3个生理性狭窄

指导医师：首先来看看基本的解剖吧（图1）。食管的长度是多少呢？

住院医师：嗯，约20cm吧？

指导医师：食管长度存在个体差异，不过比20cm更长一点。食管是细长的管腔样器官，从食管入口处（距门齿约15cm）至食管胃结合部（距门齿约40cm）长度约为25cm。你知道食管有3个生理性狭窄吗？

住院医师：**第1狭窄**是环咽肌收缩所致的食管入口处，**第2狭窄**是左主支气管和主动脉弓压迫部，**第3狭窄**是膈肌缩窄处即**食管裂孔部**。

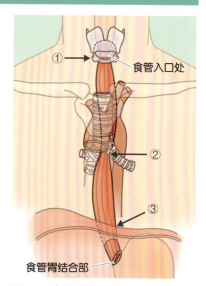

食管入口处

①

②

③

食管胃结合部

图1　食管的解剖

指导医师：是的，距门齿15~18cm是第1狭窄即食管入口处（①），距门齿25~27cm是第2狭窄即左主支气管和主动脉弓压迫部（②），距门齿38~40cm处是第3狭窄，膈肌缩窄处即食管裂孔部（③）。但是，我觉得内镜下所见的第3狭窄并非是由于膈肌导致的狭窄，而是下食管括约肌收缩的表现。当然，这仅代表我个人的观点。

食管裂孔疝患者的食管胃结合部位于膈肌口侧，在食管下段也存在狭窄（收缩），这是下食管括约肌所导致的。

住院医师：膈肌上有韧带牵引吧？

指导医师：据外科医生说胃全切、贲门失弛缓手术过程中经常可以看到食管裂孔，但是食管裂孔并不会窄到东西被卡住的程度。另外，食管下段的狭窄可以张开和关闭，而膈肌本身并不会产生这种收缩。因此，自然会认为这是下食管括约肌引起的生理性狭窄。

住院医师：那么，为什么第3狭窄被定义为食管裂孔部呢？

指导医师：我认为可能是因为该处是食管异物滞留最常见的部位，因此将食管异物滞留的常见部位视为生理性狭窄，拍摄X线片时，该处恰好相当于食管裂孔部附近。当然，这仅是我个人的推测，若有人知道确切答案请务必告诉我，我会在修订版中进行更正。

2. 各部位的内镜图像和CT图像

指导医师：下面来看看各部位的内镜图像与CT图像对比吧！

住院医师：咦，这个CT片的左右方向反了吧？

指导医师：你挺仔细，注意到了啊！在内镜下我们是从口侧进行观察，而CT图像则是从肛侧进行观察，因此左右方向是相反的（图2）。为了便于对比，我特意将CT图像的左右方向反过来进行展示。

住院医师：考虑得太周到了，这样一来就容易比较了。

指导医师：这本书的宗旨就是"要为读者奉上一本容易理解的内镜教科书"嘛。

A) CT：从肛侧观察到的图像　　B) 内镜：从口侧观察到的图像

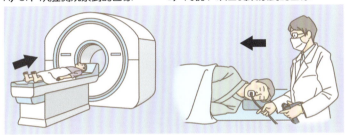

图2　CT与上消化道内镜检查的区别

指导医师：食管周边存在很多脏器，容易受周边脏器的挤压，一边与CT比较，一边看内镜图片就能深入理解了（图3~图8）。

住院医师：壁外压迫也是区分食管各段的参考标志。

A) CT：左右反转图像　　　　　　　　　　　　　B) NBI

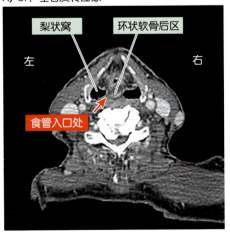

图3　食管入口处：距门齿14cm

从梨状窝进入颈部食管的部位。前方受环状软骨后区挤压没有空隙。可以透见栅状血管。

第5章

食管

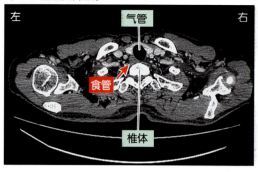

A）CT：左右反转图像

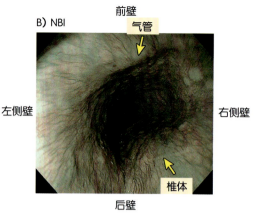

B）NBI

图 4 颈段食管（Ce）：距门齿 15～18cm

食管前壁和后壁分别受到气管和椎体的挤压，视野难以暴露。随着向肛侧进镜，逐渐远离椎体。颈段食管癌的漏诊较为常见，进镜和退镜时均应仔细观察。该处可透见栅状血管。

A）CT：左右反转图像

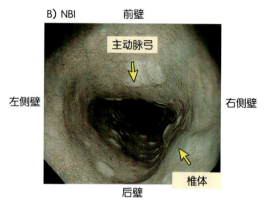

B）NBI

图 5 食管胸上段（Ut）：距门齿 19～24cm

食管前壁和右后壁分别受到主动脉弓和椎体挤压。该处可透见网状血管。

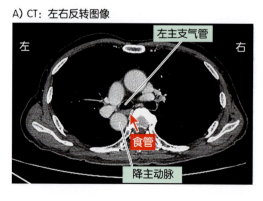

A）CT：左右反转图像

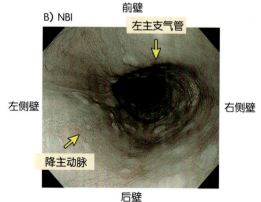

B）NBI

图 6 食管胸中段（Mt）：距门齿 25～32cm

在左主支气管与食管分叉处，食管受左主支气管和降主动脉挤压形成第 2 生理性狭窄，该处可透见网状血管。

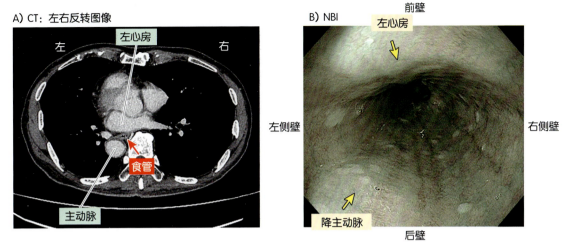

A) CT：左右反转图像　　左心房　左　右　主动脉　食管

B) NBI　　前壁　左心房　左侧壁　右侧壁　降主动脉　后壁

图7　食管胸下段（Lt）：距门齿33～38cm

食管前壁可见左心房压迫，食管腔内可见心脏搏动。食管左后壁有时可见主动脉压迫（本例不明显）。可透见网状血管。

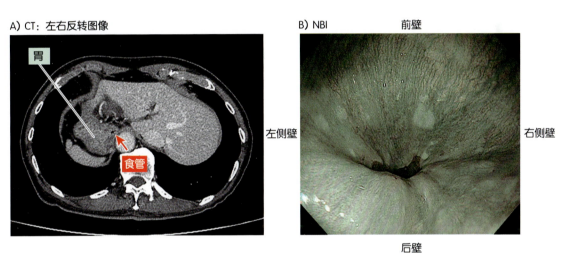

A) CT：左右反转图像　　胃　食管

B) NBI　　前壁　左侧壁　右侧壁　后壁

图8　食管腹段（Ae）：距门齿39～40cm

食管胃结合部。因下食管括约肌的作用，大多呈收缩状态。深呼吸时在吸气状态下观察可见食管扩张。透见栅状血管网。

要点

观察时根据壁外压迫进行定位。

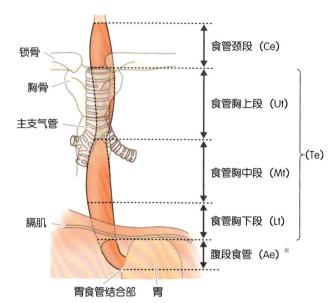

锁骨

胸骨

主支气管

膈肌

食管颈段（Ce）

食管胸上段（Ut）

食管胸中段（Mt）

食管胸下段（Lt）

腹段食管（Ae）※

（Te）

胃食管结合部　胃

图9　食管分段的示意图

※ 在《食管癌处理规范（第
12 版）》中，对食管的分区
取消了 Ae，重新定义了食管
胃结合部（Jz）。将食管胃交
界线上下 2cm 内的范围定义
为食管胃结合部，与国际上
的定义一致（p165）。

指导医师：那么就先从偏口侧的食管颈段开始介绍吧。食管颈段（Ce）是指从食管入口处至胸
骨上缘 3 ~ 4cm 内的范围。

住院医师：不过，胸骨上缘只能通过 X 线才能判断吗？

指导医师：是的，内镜下无法判断。在 UICC（Union for International Cancer Control）的 TNM 恶
性肿瘤分类中这样描述：在内镜下"食管颈段下缘距离门齿约 18cm"。当然也有个
体差异，有的研究将食管颈段定义为距门齿 20cm 或 21cm。我请教了食管外科医生，
也有人认为根据经验，食管颈段和食管胸段的分界为距门齿 21cm 左右。由于在内
镜下无法用 X 线来确认胸骨上缘，因此食管颈段下缘的范围为 18 ~ 21cm。

住院医师：范围挺大啊……

指导医师：由于只能采用 X 线进行判断，因此将该标准应用于内镜检查时会出现问题。接下来，
我们看看食管胸段和食管腹段是如何划分的。从胸骨上缘至气管分叉部下缘为食管
胸上段（Ut），从气管分叉部下缘至食管胃结合部进行等分后的上 1/2 部分为食管胸
中段（Mt），下 1/2 的胸腔内部分为食管胸下段（Lt），腹腔内部分为食管腹段（Ae）。
请参照示意图记忆。

住院医师：根据这个定义，合并食管裂孔疝的人就没有食管腹段了吧？

指导医师：是的，当存在食管裂孔疝时，食管胃结合部位于胸腔内，就没有食管腹段了。

住院医师：这种分段方法有什么临床意义吗？

指导医师：有意义，例如在收集疾病的数据资料时，由于描述了病变的解剖部位，因而发现在
Mt 好发食管鳞癌，这些数据对临床研究有价值。
另外，对外科医生来说，重要的淋巴结转移情况也因解剖部位而异。也就是说，食

管胸下段和食管腹段的淋巴结清扫范围是不同的，因此必须准确定位。

住院医师：嗯，明白了。

指导医师：下面是食管的组织学图像。食管黏膜由复层鳞状上皮、黏膜固有层、黏膜肌层组成，其深层为黏膜下层、固有肌层和外膜（图10）。黏膜下层中存在食管固有腺（图11）。

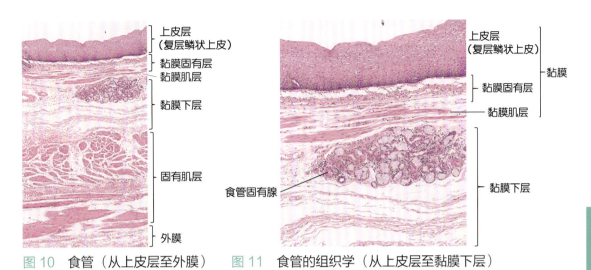

图 10　食管（从上皮层至外膜）　　图 11　食管的组织学（从上皮层至黏膜下层）

第5章 食管

住院医师：咦，上皮和黏膜，是不同的吗……有点乱了。

指导医师：这部分应该在医学院的组织学课上讲过……好吧，再复习一遍吧！上皮细胞是指位于体表和空腔脏器腔内表层的细胞，也包括组成外分泌腺、内分泌腺的细胞。我们知道上皮细胞来源的恶性肿瘤称为癌，而非上皮细胞来源的恶性肿瘤称为肉瘤。癌和肉瘤有时也统称为"癌症"。

住院医师：有点儿想起来了。

指导医师：食管、咽喉的管腔内被覆的是复层鳞状上皮，具有抵抗外部刺激的作用。而在胃、十二指肠、小肠、大肠的管腔表面覆盖的则是具有分泌、吸收功能的单层柱状上皮（图12）。

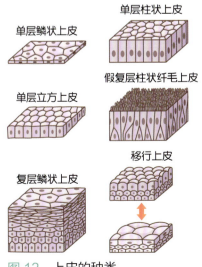

图 12　上皮的种类

指导医师：食管的复层鳞状上皮的深部是由疏松结缔组织所构成的黏膜固有层和由平滑肌纤维所构成的黏膜肌层组成。上皮层、黏膜固有层和黏膜肌层统称为黏膜。

住院医师：这下明白了。

指导医师：在咽部，复层鳞状上皮的下方称为上皮下层，而食管则不同，由于食管具有黏膜肌层，因此黏膜肌层的表层为黏膜固有层，其深层为黏膜下层。应注意咽部与食管在有无黏膜肌层这点上是不同的。

要点
- 食管的最表层为复层鳞状上皮。
- 与咽部不同，具有黏膜肌层。

4. 食管的黏膜和血管

指导医师：理解了解剖学和组织学，下面来看看内镜图像吧！正常的食管具有光泽和透明感，呈略带橙色的浅白色，表面光滑（图 13A）。最表层为复层鳞状上皮，为略微发白的薄膜，其下可透见黏膜固有层的血管，那么，吸气后观察会有什么变化呢？

住院医师：食管的颜色变白了，血管也消失了！（图 13B、C）。

指导医师：这是因为吸气后最表层的复层鳞状上皮增厚，就看不到黏膜固有层的血管了。白色是增厚的复层鳞状上皮的颜色。另外，胃酸反流也会导致黏膜颜色变得白浊（图 14）。

住院医师：原来如此，明白了，很有趣啊！

吸气 →

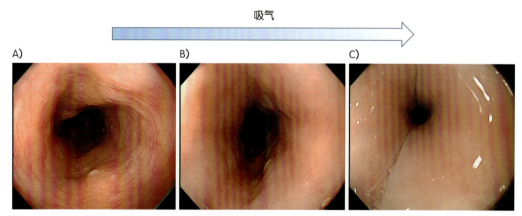

图 13　食管黏膜的色调随充气状态发生改变

在充分注气、管腔伸展的状态下，食管呈带有橙色调的白色，可以透见黏膜固有层的树枝状血管。吸气后，色调逐渐发白，血管消失。这是因为吸气后复层鳞状上皮增厚，黏膜固有层的血管就看不到了。

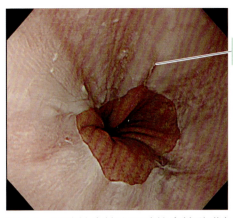

条形糜烂
GERD（A）的表现

图 14 反流性食管炎所致的食管黏膜色调改变

由于胃酸反流，鳞状上皮发白、浑浊，无法看到黏膜固有层的栅状血管。

指导医师：你知道吗，食管中可透见的血管分为两种类型？

住院医师：在食管颈段和食管胃结合部附近是栅状血管，而其他部位则是网状血管（图 15）。那么，为什么食管颈段和食管胃结合部存在栅状血管呢？其实，我也曾就这个问题请教过别人，但是并未得到确切的答案。

指导医师：这还是个未解之谜，下面这些解释仅是一种假说。由于食管颈段具有环咽肌，食管胃结合部具有下食管括约肌，因此通常情况下保持收缩状态。筒状的器官沿短轴方向收缩时，可以出现纵行的细小皱襞。食管也一样，收缩时会出现细小的皱襞。碘染色时食管收缩，可以看到清晰的纵行细小皱襞（图 16）。也就是说，由于收缩状态下出现纵行的细小皱襞，因此，在食管颈段和胃食管结合部，走行于黏膜固有层的血管呈纵形，而在其他部位则呈网状。总之，这仅是我个人的推测，如果有其他解释，请告诉我，我会在修订版中进行更正。

住院医师：这本书必须畅销啊，一定得再版！（笑）

不过，我觉得不管是栅状血管还是网状血管都可以这样解释，那么，对检查诊断有什么意义吗？

指导医师：食管胃结合部的栅状血管是诊断巴雷特食管必要的条件。我在后面还会详细说明（**参见第 6 章 -4**）。从下咽部至食管颈段的栅状血管在插镜时对进镜方向具有指示作用。应一边观察血管的形态，一边进行检查。

住院医师：以前从未注意过这个问题……今后一定要仔细观察。

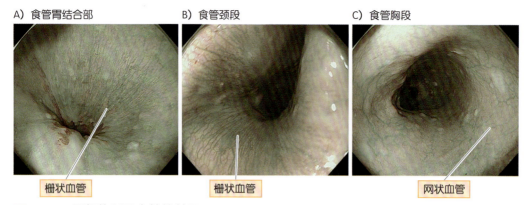

A）食管胃结合部　　　B）食管颈段　　　C）食管胸段

栅状血管　　　栅状血管　　　网状血管

图 15　不同部位所见血管的差异

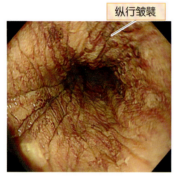

纵行皱襞

图 16　因收缩所致的纵向皱襞（碘染色）

要点

食管的血管分为栅状血管和网状血管两种类型。

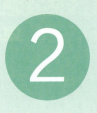

2 避免漏诊的观察法

1. "有意识地保持轴向"进行观察

指导医师：理解食管的基本结构了吧?

住院医师：脑子里已经建立起这个概念了。

指导医师：那么，下面是观察方法。在介绍咽部时已经讲过，与白光相比，NBI 在发现咽癌、食管癌方面更加有效，因此应基于 NBI 进行观察。观察食管的基本方法是把内镜置于食管管腔中央连续地观察（图 1）。为了便于确定方位，通常将前壁调整至画面的上方，后壁放在画面的下方。这种操作被称为"保持轴向"。微调时可以调节内镜的左右旋钮。调节左右旋钮时一定要养成习惯，使用左手调节。右手离开镜身调节左右旋钮时，画面会变得不稳定。像这样，一边想着保持轴向观察镜下表现，一边采集照片。不这么做的话，以后回顾图片时就可能搞不清病变部位。

住院医师：当看到椎体压迫像时就可以判断该处为后壁吧?

指导医师：嗯，有的书上确实是这么写的，椎体压迫处为后壁，但是，当我们与前面的 CT 片对比时就会发现，除了食管入口处以外，存在椎体压迫的部位其实并非真正的后壁，而是食管的右后方。保持中位，不要旋转镜身，根据壁外压迫像判断前壁、后壁、左侧壁、右侧壁。距门齿 24~25cm 处的左主支气管是最容易辨认的壁外压迫，应将该部位置于 0 点位。

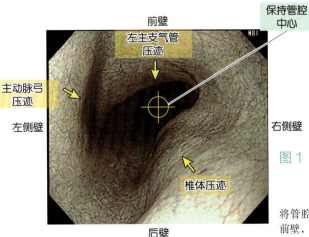

图 1 基本观察方法（食管胸上段的内镜图像：距门齿 21cm）

将管腔置于图像中央微调，图像上方为前壁，下方为后壁。

· 始终把内镜置于管腔中央。
· 观察时要有保持轴向的意识。

指导医师：另外，食管也会蠕动，会影响观察吗？

住院医师：是啊，食管经常会出现蠕动，造成观察困难。尤其是喷洒碘液后痉挛得特别厉害。

指导医师：这时，不要马上进镜，等蠕动减弱后再进镜。在视野不佳的情况下进镜会造成漏诊（图2）。

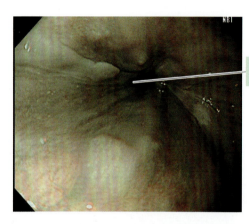

收缩导致视野不佳

图2 食管蠕动
在蠕动停止前不要进镜。

2. 清洗的要点

指导医师：下面讲讲如何清洗。

住院医师：咦，食管也需要清洗吗？以前都没怎么清洗过……

指导医师：当存在唾液、气泡残留时，可能会漏掉一些细微的表现。因此，一定要仔细清洗。首先，将内镜进至距门齿24~25cm处（可见左主支气管壁外压迫的部位），稍作停留，等待患者的反应消失。然后，使用无气水充分地冲洗黏液和泡沫。因为患者是左侧卧位，所以当朝着右侧壁注入无气水时，在重力的作用下，整个食管都被冲洗干净（图3，视频➡17）。

②液体潴留于左侧壁

前壁

①朝右侧壁注入冲洗液

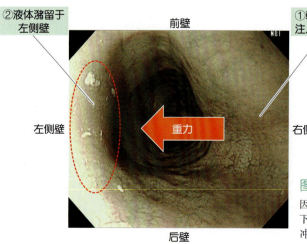

左侧壁

重力

右侧壁

图3 冲洗的要点
因检查时患者为左侧卧位，在重力的作用下，液体潴留于左侧壁。瞄准右侧壁注入冲洗液时，就能将整个食管冲洗干净。

后壁

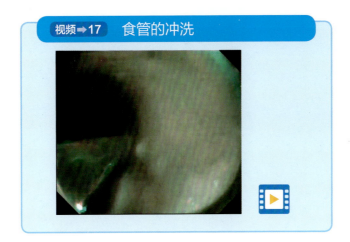

视频➡17 食管的冲洗

住院医师： 根据重力方向进行冲洗，这点以前可从未注意过啊……

指导医师： 判断重力方向是非常重要的。在其他部位的观察、确定活检顺序等方面也应考虑重力方向。

利用重力方向！

住院医师： 但是，为什么不从口侧的食管颈段开始冲洗呢？

指导医师： 对食管颈段用力冲洗时，会导致液体逆流入口腔，引起误吸。在距门齿24cm左右处一边吸引冲洗液，一边缓慢退镜，此时冲洗液会被吸引至口侧，这时口侧的食管也能被冲洗干净。然后，将镜身退至距门齿17~18cm的食管颈段（以栅状血管为标志），再向肛侧进镜开始观察。

住院医师： 食管颈段不是始于距门齿15cm处吗？

指导医师： 如果把内镜退到这个位置，镜子就会脱出至咽部，患者会感到非常痛苦。因此，对于靠近入口处的食管颈段应在检查最后退镜时仔细观察（图4）。食管颈段由于环咽肌收缩，很难获得良好视野，加上患者反应强烈，很容易漏诊，因此应特别小心（图5）。

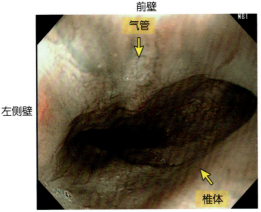

图4 食管颈段的观察（距门齿16cm）

食管颈段的前壁和右后壁分别受气管和椎体的压迫，加上环咽肌收缩，很难获得良好的视野。应在退镜时一边注气，一边慢慢观察。

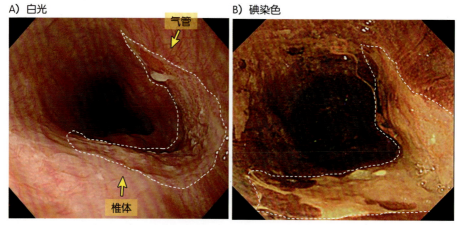

A) 白光　　　　　　　　　　　　　B) 碘染色

气管

椎体

图5　漏诊颈段食管癌（距门齿17cm）

距门齿17cm约环管腔1/2周的颈段食管癌（cT1b-SM2-3）。2周前行内镜检查时漏诊了该病变。食管颈段的前壁和右后壁分别受气管和椎体压迫，加上环咽肌收缩，很难获得良好的视野，容易漏诊。这张照片是在视野暴露的一瞬间捕捉到的，这样的病变并不是总能被发现。

住院医师：关于颈段食管癌漏诊的问题已经反复多次强调了，应该予以关注。

指导医师：即使每年都做内镜检查，也有在颈段发现食管进展期癌的情况。进镜时，由于一边进镜，一边观察，黏膜面受镜身挤压，管腔无法展开，难以暴露视野。退镜时，一边按住注气按钮，一边缓慢退镜，就能在管腔张开的状态下进行观察（视频➡18）。一定不要忘记在检查的最后阶段还要仔细观察食管颈段。

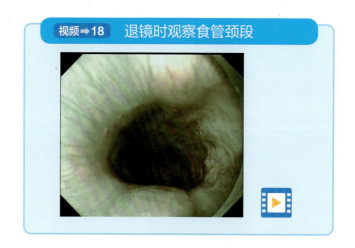

视频➡18　退镜时观察食管颈段

指导医师：食管胸段受主动脉弓和左主支气管压迫形成第2生理性狭窄，该部位还受到左心房、降主动脉的挤压以及心脏搏动的影响。被这些脏器压迫的部位，在镜下观察时处于切线方向，观察困难（图6）。在容易漏诊的部位，应一边吸气，调整注气量；一边调整内镜角度，慢慢地、仔细地观察。

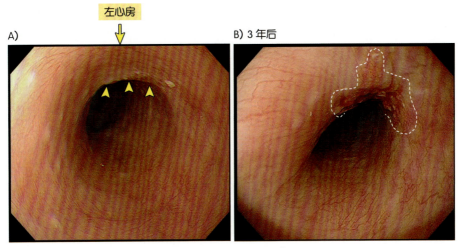

左心房

A) 　　　　　　　　　　　　　B) 3 年后

图6　因受到心脏外压观察不佳（距门齿 35cm）

A) 食管胸下段。食管前壁因受心脏外压和心脏搏动的影响，内镜下呈切线方向，观察困难。回顾
内镜图片时，仔细观察后发现（▷）0 点钟方位的黏膜粗糙，估计当时应该是 EP/LPM 癌。

B) 3 年后该病变已经进展为 SM 癌（pT1b-SM2）。

住院医师：这么说来，I 医生在左主支气管前方将内镜旋转 180° 后，将左主支气管置于图像的
下方了吧？为什么这样做呢？

指导医师：I 医生对食管结构是非常了解的。左主支气管壁外压迫的后方与左心房搏动的部位
容易漏诊。这些部位原本位于图像的上方。当把镜身旋转 180° 以后，就可以把想观
察的部位从图像的上方调整至图像的下方（视频➡19）。基于内镜本身的结构，把
想观察的部位调整至图像下方时更容易观察。

住院医师：原来如此，以前都不知道……

指导医师：咱们聊的内容太多了，我把要点总结在笔记"在易于观察的位置观察病变"中了。

（参见 p114）

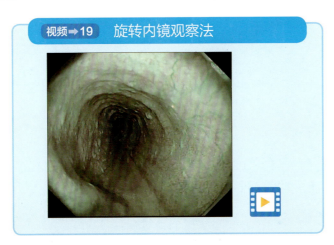

视频➡19　旋转内镜观察法

要点

· 对观察困难的部位应慢慢地、仔细地观察。

· 吸气、旋转内镜也有效。

第 5 章　食管

3. 避免过度伸展

住院医师：我一直认为除了食管颈段以外，食管的管腔是笔直的，若管壁充分伸展，不该有观察死角。

指导医师：实际上，食管过度伸展时观察效果并不好。

住院医师：哦，是真的吗？今天听到的令我感到意外的事还真不少啊。

指导医师：管壁过度伸展时，表面结构的凹凸不平会变得不明显，血管透见消失、色调变化这些表现难以被发现。NBI 的褐色区域（brownish area，BA）在发现食管病变方面也不是万能的。有深色 BA，也有浅色 BA。食管过度伸展时浅色 BA 不易识别。因此，观察时不要过度充气，而应适当吸气，一边调节注气量，一边进行观察。请看展示的病例吧（图 7，**病例 1**）。

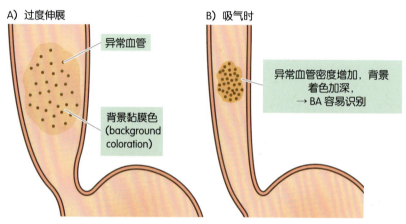

图 7　空气量影响食管癌的表现

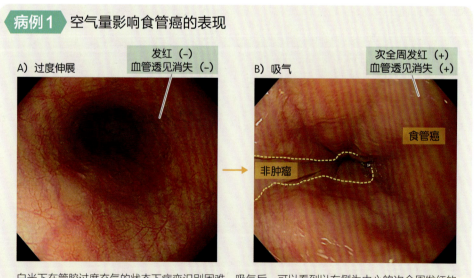

白光下在管腔过度充气的状态下病变识别困难。吸气后，可以看到以右侧为中心的次全周发红的黏膜。

（续下页）

病例1 空气量影响食管癌的表现（续）

C）过度伸展　brownish area 难以识别

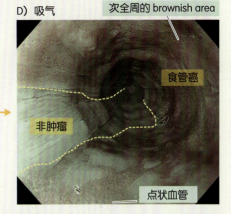

D）吸气　次全周的 brownish area

食管癌

非肿瘤

点状血管

在管壁过度伸展的状态下，NBI 下以右侧为中心的 brownish area 颜色过浅，难以识别。吸气后，可以看到边界清楚的 brownish area，抵近观察还可看到点状血管，病变接近全周，考虑为凹凸变化不明显的 0-Ⅱb 型病变。

E）

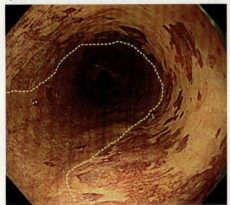

碘染色后，边界更加清晰。

诊断 MtLt，0-Ⅱb，46mm×45mm，SCC，pT1a-LPM

视频➡20 空气量影响食管癌的表现

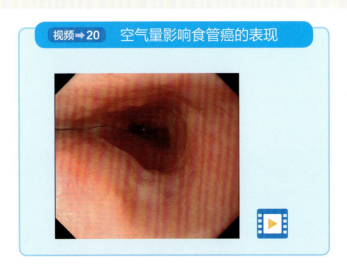

住院医师：看了这个视频（视频➡20），以后就完全明白了！对于这类病变，若是过度充气，就很容易造成食管癌漏诊⋯⋯这回就能理解精细调整空气量的重要性了。

指导医师：反复学习这个视频，牢记在观察食管时应适当调节注气量。

要点　过度充气时会漏诊食管癌！

指导医师：你理解观察食管的方法了吧？

住院医师：知道了，原来食管观察法还有这么多细节。以前观察得太不细致了，今后要好好改进⋯⋯

指导医师：那就看看这个视频吧（视频➡21）。

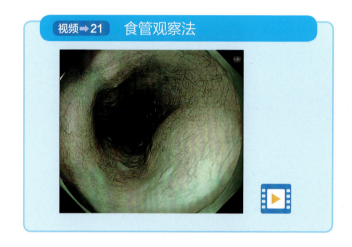

视频➡21　食管观察法

休息一下　照片拍得太多了！

　　以前的内镜图片是保存在胶卷里的。一个胶卷只能拍摄20多张照片，拍完后需要更换胶卷再继续拍照，拍摄数量有限，因此自然就会只拍摄那些必要的照片。进入数码时代后情况发生了很大变化。内镜图像以数码资料的形式保存在服务器上。不仅没有拍照数量的限制，还节省了大量保存和整理照片的时间。但是，带来便利的同时也造成不必要的照片数量增加。既有模糊不清的照片，也有重复拍摄的照片。当然，对于目标病变，根据距离、观察视角和空气量的变化从不同角度多拍几张照片以便对病变范围、浸润深度进行诊断是没问题的。但是，也确实存在一些拍摄目的不明确的照片。

　　希望认真反思一下自己所拍摄的照片确实都有必要吗？

NBI 观察在进镜时？还是在退镜时？

NBI 下的观察应该在进镜时，还是在退镜时，这个问题一直是有争议的。我通常在进镜时使用 NBI 观察（图 8A）。当 NBI 下发现异常病变时切换成白光与 NBI 对比。

另一方面，退镜时在白光下观察可以确认是否存在 NBI 下未能发现的黏膜改变。白光观察更易识别黑色素瘤、静脉瘤和血管瘤。之所以先进行 NBI 观察是因为检查胃、十二指肠后可出现血液和胆汁反流，干扰 NBI 的观察（图 8B）。不过，对于食管颈段来说，进镜时容易漏诊食管癌，因此在退镜时也应使用 NBI 进行观察以避免颈段食管癌漏诊。

另外，由于 NBI 在诊断食管癌方面具有独特的优势，因此也有人认为在进镜和退镜时都应使用 NBI 观察，仅在发现异常时才改用白光观察。特别是对于食管癌高风险人群，使用 NBI 往返观察 1.5 次的方法也很有效。具体方法为：进镜时注气展开管腔，使用 NBI 观察食管至胃食管结合部，然后在略微吸气的状态下，一边继续使用 NBI 观察，一边退镜至食管颈段，然后白光下再次进镜，观察完胃部后退镜至食管，再次使用 NBI 观察。

A）进镜时　　　　　　　　　　　　　　　　B）退镜时

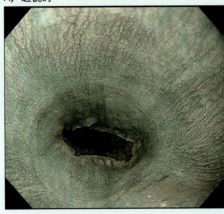
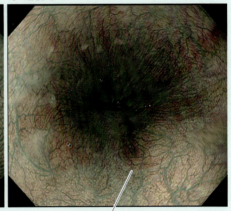

血液和胆汁反流

图 8　NBI 下观察食管在进镜时？还是退镜时？

冻结图像吧！

大家都知道内镜的操作部有图像"冻结"（图像固定）和"释放"（图像采集）按钮吧！为了拍摄漂亮的照片，首先要"冻结"图像，如果图像质量没问题，拍照后就可以按"释放"按钮。另外，图像"冻结"的时间大约为 1s，图像冻结时通过检查显示器上的照片还可防止漏诊。虽然有些单位采图时不使用"冻结"键，但是随着 AI 的普及，以及二次阅片的需要，若是模糊的照片太多就会增添很多问题，同时也会增加服务器存储的负担。

别嫌麻烦，养成按"冻结"按钮拍摄漂亮照片的习惯吧！

在易于观察的位置观察病变

　　食管前壁的病变处于切线方向，有时观察困难。这是因为内镜的镜头不是位于中央，而是位于上方（图9）。旋转内镜，把病变放在画面的下方，就能在俯瞰病变全貌的状态下进行观察了（图10）。由于存在壁外压迫，食管的某些部位难以观察，因此必要时应旋转内镜，将病变置于易于观察的部位来进行观察（图11）。另外，使用放大内镜观察时，由于需要抵近病变，可旋转内镜将病变置于图片的上方。另外，发现病变时，为了以后能辨认病变的具体部位，不仅要拍摄内镜旋转后的图像，也要拍摄内镜轴向未改变时的图像。

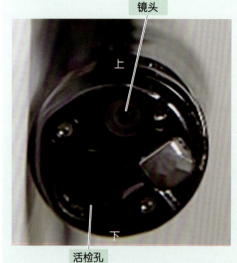

图9　在易于观察的位置观察病变
将镜头置于内镜的上方（活检孔的对侧）。

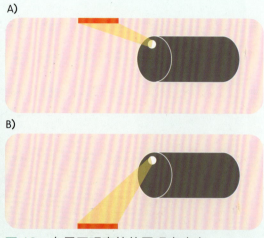

图10　在易于观察的位置观察病变
A）病变位于前壁时，镜头一接近病变就会变成切线方向。
B）旋转内镜将病变置于下方，镜头与病变保持一定距离即可观察到病变全貌。

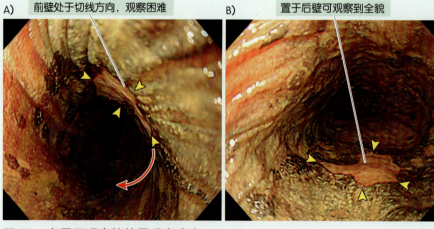

图11　在易于观察的位置观察病变
1—3点钟方向的0-Ⅱc，8mm，LPM癌。前壁处于切线方向，观察困难（A）。旋转内镜，将病变调整至后壁方向，就容易观察了（B）。

③ 碘染色

1. 卢戈氏液？碘液？

住院医师：内镜筛查时需要进行碘染色吗？

指导医师：喷洒碘液可引起食管疼痛，甚至有的患者在检查结束后还会感到很难受。我认为筛查时可以使用 NBI 替代喷洒碘液，碘染色仅用于食管癌高风险患者。

住院医师：具体指哪些人呢？

指导医师：既往有头颈部癌、食管癌病史，饮酒后脸红（参见 p120 笔记），具有花斑样食管的患者（参见 p119 笔记）。

住院医师：明白了，食管癌高风险患者应进行碘染色。

指导医师：那么，你能说说卢戈氏液和碘液有什么区别吗？

住院医师：平时总说喷洒卢戈氏液或碘液，但是并不知道它们有什么不同。

指导医师：碘是海带、裙带菜等中含有的一种矿物质，具有杀菌和吸收 X 线的作用，因此在医疗工作中也用于聚维酮碘（Isodine®）和 X 线造影剂而被广泛使用。它也是合成甲状腺激素的主要原料，这些内容上学时应该学过。将碘与甘油混合就变成卢戈氏液了。

住院医师：卢戈尔是人名吗？总觉得像是法国人呢？

指导医师：正确！卢戈氏液最早是由法国的内科医生卢戈尔（J.G.A.Lugol）发明的，用于治疗结核。不过，它对结核是无效的。目前，卢戈氏液已被作为消毒剂而使用，也用于诊断鳞状上皮癌（宫颈癌、食管癌）。

住院医师：对造影剂过敏的人能用吗？我有些顾虑……

指导医师：对含碘造影剂过敏的人通常禁止使用。

那么，你知道喷洒碘液诊断鳞状上皮癌的原理吗？

住院医师：前几天，我看过教科书。卢戈氏液中所含的碘（碘元素）可以与正常鳞状上皮中所含的糖原发生碘·淀粉反应，因而将正常食管黏膜染成茶褐色。但是，因为鳞状上皮癌中几乎不含糖原颗粒，所以不被染色。根据颜色差异，就能很容易地识别鳞状上皮癌了。

指导医师：学得不错啊！喷洒的液体是含碘（碘元素）的卢戈氏液，而造成鳞状上皮染色的是碘。因此"喷洒卢戈氏液"和"碘染色"都是正确的。严格地说，"卢戈氏液染色"

是错误的，因此在学会上发言时应该注意。

住院医师：不同医疗机构喷洒的碘液浓度有区别吗？

指导医师：以前使用浓度 2%~3% 碘液的机构较多，但是由于高浓度碘液会增加患者的痛苦，现在一般以 0.5%~1% 的低浓度碘液为主。随机双盲对照临床试验表明，与浓度为 2% 的碘液相比，1% 的碘液引起疼痛的比例更低，但是在诊断效果上并无差异。

住院医师：原来如此啊！因此癌研医院使用 0.75% 的碘液。但是，所有的碘不染区都能诊断为癌吗？

指导医师：碘染色后不着色的黄白色区域称为碘不染带或碘不染区，但这些区域并非都是鳞状上皮癌。糖原含量正常的食管鳞状上皮变薄时，发生碘反应的细胞数量减少，碘染色也会变浅。比如，当癌细胞在鳞状上皮深层时，糖原含量正常的食管上皮残留于黏膜表层时，碘染色也会变浅（淡染）。鳞状上皮全层缺损或者被缺乏糖原的癌细胞所替代时，就表现为不染区。碘染色的表现可谓是多种多样。

现总结碘不染区的疾病如下，必须仔细鉴别。

①食管鳞状上皮癌。

②上皮内肿瘤〔异型增生（第 5 章 -5，参见 p145 笔记）〕。

③炎症性改变（反流性食管炎、真菌性食管炎等）。

④鳞状上皮缺损（异位胃黏膜、巴雷特黏膜、糜烂、溃疡）。

住院医师：真难啊，请您具体地讲讲如何进行鉴别。

指导医师：在食管炎的糜烂、溃疡周边可生成富含糖原的再生上皮，因此，不染区的边缘可出现碘染所致的呈羽毛样的深染区。另外，因胃酸反流所致的炎症大多表现为多发的纵行糜烂（图 1）。由于异位胃黏膜和巴雷特上皮是柱状上皮，因此仅根据黏膜结构就很容易辨别。

住院医师：如何区分上皮内肿瘤和食管癌呢？

指导医师：上皮内肿瘤大多表现为淡染。典型的食管癌则表现为不规则的地图样不染区，其内可见岛状正染区（与正常黏膜染色相同）（图 2， 视频➡22）。另外，如果粉色征（参见图 3，p118 笔记）阳性，应首先考虑食管癌。

住院医师：原来如此啊！我对花斑样食管应该在哪里取活检一直感到很困惑，这回知道该如何处理了！

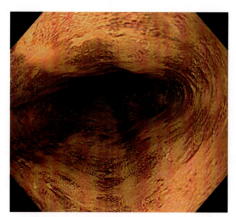

图 1　反流性食管炎造成的碘不染区
由于呈纵向走行，因此考虑是反流性食管炎所致的不染。呈这种明显的碘不染表现时，建议服用 PPI，待炎症消退后复查。

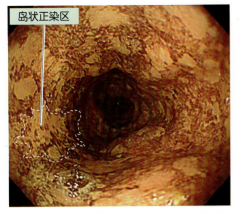

图2 根据地图状不染区和岛状正染区诊断的食管癌

背景是呈多发不染区的花斑样食管。在8—9点钟方向可见地图状不染区，内部可见小灶的、多发的染色正常区。高度怀疑为食管癌。该例为10mm大小的EP癌。

视频➡22 不染区食管癌的发现

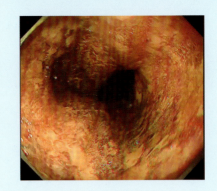

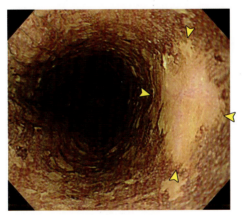

图3 根据粉色征阳性诊断的食管癌

背景是多发小片不染区。在3点钟方向可见粉色征阳性的不染区。高度怀疑为食管癌。该例是8mm大小的EP癌。

要点

碘染色诊断食管癌的要点：

· 粉色征阳性。

· 地图状不染区内伴有正常染色区。

2. 卢戈氏液喷洒和观察的顺序

指导医师：下面，详细介绍一下卢戈氏液喷洒和观察的顺序（视频➡23）。

①充分冲洗食管：如果有唾液残留会导致食管染色不均、颜色斑驳。喷洒前应充分清洗，将食管内残留的液体吸引干净。

②均匀地进行食管全程喷洒：将内镜退至距门齿 18～20cm 处，通过喷洒管一边进镜，一边向食管腔内喷洒卢戈氏液约 10mL（也有人采用从食管下段一边退镜，一边喷洒的方法）。由于受卢戈氏液刺激可诱发食管蠕动，因此在管腔收缩时应暂停喷洒，待管腔舒张后再继续喷洒。

③吸引残留于食管腔左侧的卢戈氏液，用清水冲洗食管，然后吸引胃内的卢戈氏液（这段时间刚好用于等待粉色征出现）。

④观察时应注意是否存在不染区和粉色征。

⑤观察结束后使用中和剂硫代硫酸钠喷洒全段食管。

住院医师：这个操作步骤非常清楚，易于理解！吸引胃内多余的碘液时等待粉色征的出现……太高效了！

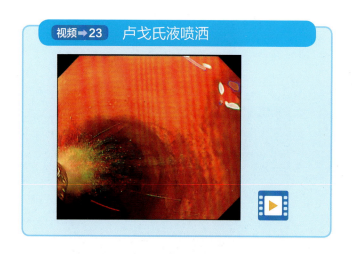

视频 ➡ 23　卢戈氏液喷洒

笔记 ▶ **粉色征（pink color sign，PC sign）**

　　喷洒卢戈氏液约 2min 后，碘不染区呈粉色，这种表现称作粉色征，是食管鳞癌的特征性表现。特别是对于呈花斑样不染的病例，不染区较多，从何处取活检令人非常困惑（图 4A）。从粉色征阳性的部位取活检，可以早期发现食管癌（图 4B）。

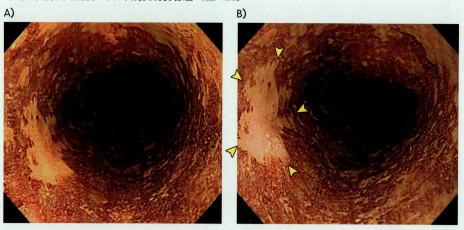

A)

B)

图 4　花斑样食管，粉色征阳性

A）花斑样食管存在多发不染区，从何处取活检令人困惑。

B）约 2min 后，食管癌处呈粉红色。诊断为 12mm 的 LPM 病变。

花斑样食管是食管癌的高危因素

　　食管碘染后有时可见大小不等的不染、淡染区，呈花斑样，称为"花斑样食管"。通常在 1 个视野内如果能看到 10 个以上的多发不染区就认为是"花斑样食管"（图 5、图 6）。Muto 等报道具有"花斑样食管"的头颈部癌患者中，55% 可合并同时性食管癌。除此以外，还有一些报道认为，"花斑样食管"是食管多发癌的独立危险因素。那么，对于"花斑样食管"必须进行碘染色吗？实际上，根据白光和 NBI 也能预测"花斑样食管"。当存在明显的黏膜粗糙、食管糖原棘皮症、白色隆起（角化）、血管透见减低时，常常会出现"花斑样食管"（图 5、图 6）。但是，这种表现的判断有时也比较主观。

　　最近有个有趣的报道。一项评价人工智能（AI）根据白光和 NBI 下的表现预测"花斑样食管"的研究显示，与内镜医生相比，AI 预测多发碘不染区的敏感性更高（84.4% vs. 46.9%，$P < 0.05$）。今后，AI 辅助内镜诊断的技术将会不断进步。

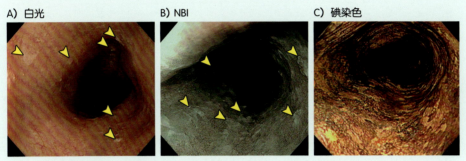

A) 白光　　　　　　　B) NBI　　　　　　　C) 碘染色

图 5　花斑样食管　病例 1

A）多发的小灶白色隆起（角化），考虑为花斑样食管的表现。
B）NBI 下也能看到多发的角化，高度怀疑为花斑样食管。
C）在 1 个视野内可见 10 个以上的大小不等的不染区和淡染区。

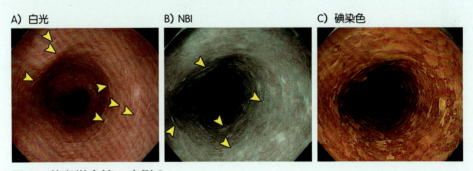

A) 白光　　　　　　　B) NBI　　　　　　　C) 碘染色

图 6　花斑样食管　病例 2

A）沿水平方向可见多发的白色线状隆起。不同于蠕动和环形沟，为非全周性，也考虑为花斑样食管。
B）NBI 下也能看到沿水平方向的线状隆起。
C）多发碘不染带。

第 5 章

食管

饮酒脸红的人

食管癌有 3 个危险因素：① 50 岁以上的男性；② 大量吸烟、饮酒者（剂量依赖性）；③饮酒脸红的人（现在或既往）。所谓饮酒脸红的人是指少量饮酒后出现面色潮红、心悸、头痛等脸红反应的人，存在 ALDH2（乙醛脱氢酶）遗传基因缺陷。为什么饮酒脸红的人易患食管癌呢？为了理解其机制，首先介绍一下酒精（乙醇）在体内的代谢过程。

饮酒后 20% 的酒精在胃内吸收，80% 经小肠吸收。从胃和小肠吸收的酒精经门脉在肝脏代谢（图7）。首先，酒精在乙醇脱氢酶（ADH）的作用下生成乙醛，乙醛是引起醉酒后第二天出现身体不适等症状的原因，也是造成食管癌、咽癌发病的致癌物。分解乙醛的酶是乙醛脱氢酶（ALDH2）。据说在日本人中 10% 为 ALDH2 纯合子缺陷型，30%～40% 为杂合子缺陷型（图8）。ALDH2 纯合子缺陷型者不能代谢酒精，不胜酒力，不饮酒。而杂合子缺陷型者饮酒后脸红，尽管初期对酒精的代谢能力较弱，但是反复饮酒后对酒精的代谢能力增强，此后脸红反应减轻。但是，ALDH2 杂合子缺陷的情况并未改变，对乙醛的分解能力还是很弱的。

那么，为什么 ALDH2 酶缺陷型的人易患食管癌、咽癌，而不是肝癌呢？这与唾液中的乙醛浓度有关。饮酒后，唾液中的乙醛浓度与血液中的浓度大致相同。但是，由于口腔中的细菌具有 ADH 活性，可以将酒精转化为乙醛，因此唾液中的乙醛浓度升高，在 ALDH2 缺陷的人群中浓度更高。因此，咽部和食管就会暴露于唾液中的酶分解酒精所致的高浓度乙醛中，如果大量饮酒，就会造成食管癌、咽癌的发病风险显著增加。利用简易饮酒脸红问卷（表1）就可以简单地进行食管癌风险分层了。

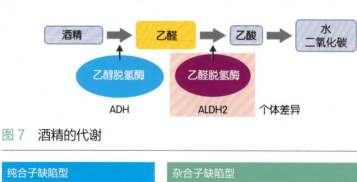

图7　酒精的代谢

纯合子缺陷型	杂合子缺陷型
·10% 的日本人	·30%～40% 的日本人
·酒量小不饮酒	·最初酒精代谢能力较弱，随着饮酒量增加代谢能力增强
	食管癌、咽癌高风险

图8　ALDH2 基因缺陷

表1　简易饮酒脸红问卷

① 现在少量饮酒，喝 1 杯啤酒时你会脸红吗？

② 刚开始饮酒的 1～2 年你会脸红吗？

判读方法：
如果①和②任意一项回答"是"，则认为是饮酒脸红的人。

![专栏] 乌贼的诅咒？

夜半三更正酣睡时……突然感到心口剧烈疼痛而惊醒，痛得我简直快要打滚了。想去喝杯水，可是到卫生间一照镜子，不禁大吃一惊，眼睛和口唇都肿起来了，像阿岩（日本传说中的女鬼，译者注）一样，难道是被什么鬼怪附体了吗……不会吧！

回忆昨天发生的事……对了，昨天我和同事去了寿司店，还在那吃了乌贼。我推测自己可能是感染了异尖线虫，引发了急腹症，而且，由于对异尖线虫过敏导致眼睑和口唇发生了血管性水肿。以前我吃青花鱼时也曾感染过异尖线虫，但是当时并未发生过敏反应。由于担心引起过敏性休克，我迅速服用了抗过敏药、PPI（质子泵抑制剂）、乐松（Loxonin，洛索洛芬钠）等药物，血管性水肿逐渐减轻，但是直到天亮腹痛还未好转。早上，我去医院让同事帮忙做了胃镜检查，如我所料，胃内有异尖线虫，医生用钳子取出虫体后，腹痛瞬间就消失了。

以异尖线虫的虫体、排泄物、分泌物为抗原引起的过敏反应差别很大。不同患者的过敏原数量和抗原组合类型也各不相同。目前，对这种过敏反应的认识尚不十分清楚。部分抗原成分具有耐热性，即便食用加热烹调后的鱼肉也有可能引起过敏反应。因此，当怀疑对水产品过敏时一定要鉴别是否为异尖线虫过敏。

[1] 藤本和久：アニサキスアレルギー. 診断と治療，105：643-645，2017

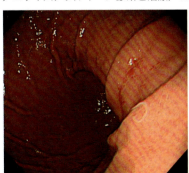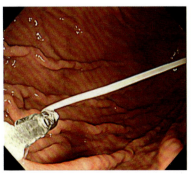

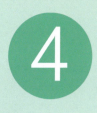

4　食管良性疾病

指导医师：下面结合图片介绍常见的食管良性疾病。

1.　食管胃黏膜异位（视频➡24）

　　食管胃黏膜异位好发于颈段食管，发病率为 10%～15%。退镜时在 NBI 下仔细观察颈段食管时常会意外发现。与食管黏膜相比，白光下观察表现为淡红色、边界清晰的圆形、类圆形病灶（图 1）。大小、形态各异，发生于管壁对侧的情况也很常见。黏膜表面结构呈沟槽状、管状，与食管鳞状上皮明显不同，很容易诊断。

　　在组织结构上，黏膜深层具有类似含主细胞、壁细胞的胃底腺，或幽门腺、贲门腺样的结构。另外，表层还可看到胃小凹上皮样结构。若要理解食管胃黏膜异位就应先了解一些组织发生学的知识。在胎儿期，最初食管黏膜表面是假复层柱状纤毛上皮。在发育过程中，复层鳞状上皮从食管中央向口侧和肛侧逐渐取代假复层柱状纤毛上皮。但是，也许是由于部分鳞状上皮取代得不完全，残留的假复层柱状纤毛上皮就被胃黏膜所取代了。由于颈段食管的复层鳞状上皮的取代发生得最晚，因此容易发生胃黏膜异位。

　　一般情况下，观察随访即可，但是，有些异位胃黏膜中含有壁细胞，有分泌胃酸的功能，因此可能会引起咽部发堵等咽喉部不适的症状，有报道对该病可给予口服 PPI、APC 烧灼和 EMR 治疗。异位胃黏膜极少发生癌变。

A）白光

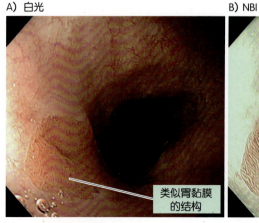

类似胃黏膜的结构

B）NBI

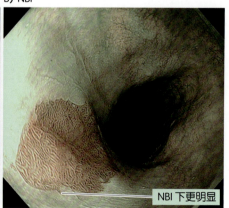

NBI 下更明显

图 1　异位胃黏膜

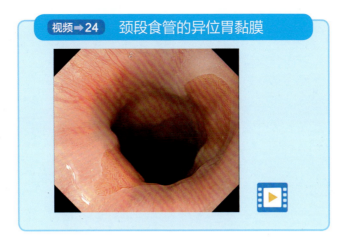

视频⮕24 颈段食管的异位胃黏膜

2. 食管糖原棘皮症 （视频⮕25）

食管糖原棘皮症这是富含糖原颗粒的鳞状上皮**增生导致的一种改变**，呈大小不等的类圆形、白色扁平隆起，常为多发（图2）。抵近观察，可见细小的白点，有时局部可见类似胡荏样的隆起（图3）。这种胡荏样隆起也称作**毛刺样突起**，考虑是由于鳞状上皮内的乳头增生延长所致。NBI下看到毛刺样突起时，可见内部为**袢状血管**（图4）。食管鳞状上皮棘细胞和表层细胞内富含糖原，因此碘染色后呈深染（图5）。此病常见于老年男性，原因不清，可能与GERD有关。Cowden综合征属于遗传性息肉病，可导致全消化道发生错构瘤性息肉，该病患者可以发生多发的食管糖原棘皮症（glycogenic acanthosis）（图6）。

A）白光   B）NBI

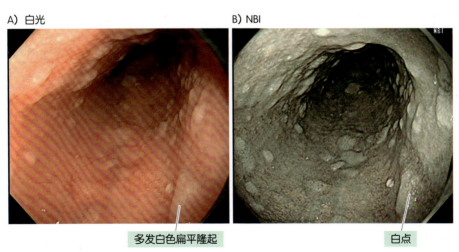

多发白色扁平隆起   白点

图2　食管糖原棘皮症

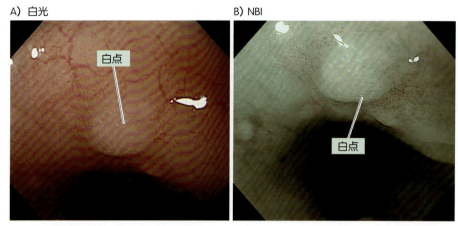

A）白光　　　　　　　　　　　　　　B）NBI

白点

白点

图 3　食管糖原棘皮症（抵近观察）

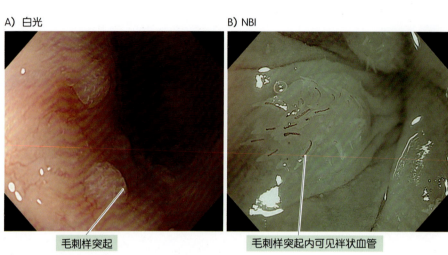

A）白光　　　　　　　　　　　　　　B）NBI

毛刺样突起

毛刺样突起内可见祥状血管

图 4　食管糖原棘皮症的毛刺样突起

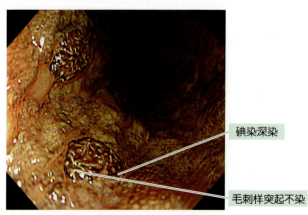

碘染深染

毛刺样突起不染

图 5　食管糖原棘皮症（碘染色图像）

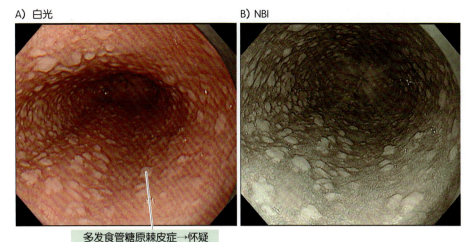

A）白光   B）NBI

多发食管糖原棘皮症→怀疑
Cowden 综合征

图6　食管糖原棘皮症（Cowden 综合征）

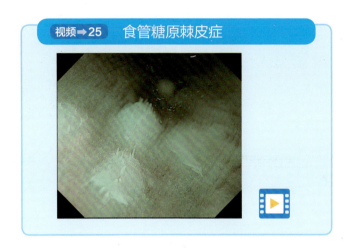

视频➡25　食管糖原棘皮症

3. 食管血管瘤·孤立性静脉曲张 视频➡26

　　血管畸形或局限性黏膜下静脉扩张称为食管血管瘤、孤立性静脉瘤、孤立性静脉曲张。尽管可以分为血管畸形所致的血管瘤和局限性静脉扩张所致的孤立性静脉曲张，但是实际上常常无法准确区分。

　　内镜下呈蓝色至暗红色黏膜下肿物样表现。隆起较为柔软，充吸气观察形态可发生改变，用钳子按压时易凹陷（图 7A，B）。大多为孤立性，有时呈散在、多发。NBI 下无法观察到黏膜下层血液的色调改变，仅可诊断黏膜下肿物，无法诊断食管血管瘤·孤立性静脉曲张（图 7C）。因此，必须在白光下进行观察。该病原因不清，其发病机制不同于门脉高压所致的食管静脉曲张。在 EUS（图 7D）下从黏膜固有层（第 2 层）至黏膜下层（第 3 层）可见无回声区，而在血栓等导致机化的部位可表现为高回声。

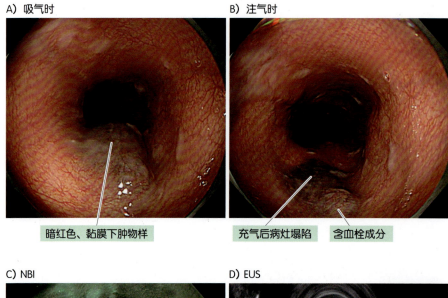

A) 吸气时

B) 注气时

暗红色、黏膜下肿物样

充气后病灶塌陷 　含血栓成分

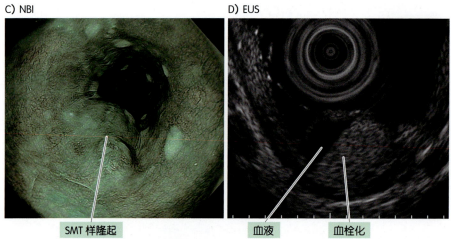

C) NBI

D) EUS

SMT 样隆起

血液 　血栓化

图7　食管血管瘤·孤立性静脉曲张

C）NBI下无法观察到色调改变，难以诊断食管血管瘤·孤立性静脉曲张。

D）第3层内的无回声区为血液，高回声区为机化的血栓。

SMT：submucosal tumor（黏膜下肿物）

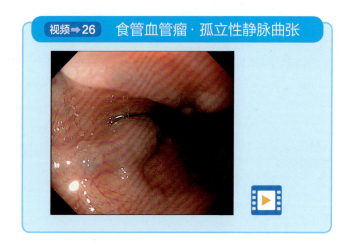

视频➡26　食管血管瘤·孤立性静脉曲张

4. 食管念珠菌病

　　念珠菌是口腔、消化道和皮肤等的正常细菌，通常情况下不具有致病性，当免疫力低下时可以引起机会性感染。食管念珠菌病是由于食管中的真菌形成菌落并侵入食管上皮而导致发病的。在常规内镜检查中，占1%左右。口服糖皮质激素、免疫抑制剂、胃切除术后、恶性肿瘤、糖尿病患者多见，但是，长期口服PPI和健康人群中也可见轻症病例。重症病例可出现吞咽困难和吞咽痛，但是轻症病例几乎没有自觉症状。内镜下轻症病例仅可见散在白色或黄白色苔，但是，随着病情进展，白苔融合，有时会覆盖食管（图8）。白苔冲洗时很难脱落，但是，内镜接触时部分白苔可以脱落，出现发红、糜烂。

　　表1所示为以前曾使用过的食管念珠菌病内镜下严重程度分类（Kodsi）。根据这个分类，如果未见明显溃疡，就不能诊断为Ⅲ级、Ⅳ级，但是，在临床工作中，几乎不存在伴明显溃疡的病例。实际上这种分类低估了那些在免疫抑制状态下所发生的食管全周覆厚白苔的重症病例，不具有临床实用性，希望将来制定适合临床评价的新的分类标准。

　　组织学上，上皮内外均可见酵母样或菌丝样念珠菌的菌体和炎症细胞浸润。但是，在活检取材时如果只采集少量念珠菌，有时很难进行病理诊断。另外，由于炎症反应的影响，**鳞状上皮细胞可出现明显的反应性非典型性**，与恶性肿瘤表现相似，因此在组织学上应注意与食管癌进行鉴别。实际上，也曾发生过病理上误诊的病例，将食管念珠菌病的活检误诊为食管鳞状上皮癌。**内镜医生如果怀疑食管念珠菌病应提前告知病理科医生**。轻症患者观察即可，但是对于有自觉症状的中度以上的患者应口服氟康唑或伊曲康唑治疗。另外，对于重症患者还应检查相关的基础疾病。

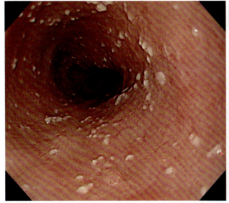
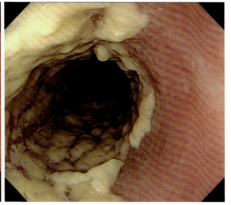

A）Ⅰ级病例　　　　　　　　　　　　B）Ⅱ级病例

图8　食管念珠菌病

A）多发的小于2mm的色调发白的白苔。该病例服用PPI。Ⅰ级。

B）黄白色的白苔融合，呈全周性，可见管腔狭窄。基础疾病为白血病。该例虽为重症，但是无溃疡，诊断为Ⅱ级。

图片来源：金润哲医师

表 1　食管念珠菌病的严重程度分类（Kodsi）

分级	定义
Ⅰ级	少量的大小不超过 2mm 的白苔，伴充血，不伴水肿、溃疡
Ⅱ级	多发的大小超过 2mm 的白苔，伴充血、水肿，不伴溃疡
Ⅲ级	充血，伴溃疡融合、纵行、呈结节状隆起样的白苔
Ⅳ级	Ⅲ级表现的基础上伴黏膜脆性增加、管腔狭窄

引自文献 [16]

5.　食管皮脂腺 （视频➡27）

　　食管皮脂腺指原本存在于口唇、外阴、眼睑的孤立的皮脂腺（与毛囊无关的皮脂腺）异位于食管，发生率约为 0.1%。表现为散在或多发的**黄白色扁平小隆起**（图 9A）。其特征为中央可见白色小突起，考虑这是皮脂腺分泌的皮脂（图 9B）。内镜接触这些分泌物时可以脱落。实际上，食管皮脂腺并无临床意义。

A) 白光　　　　　　　　　　　　　　　B) NBI

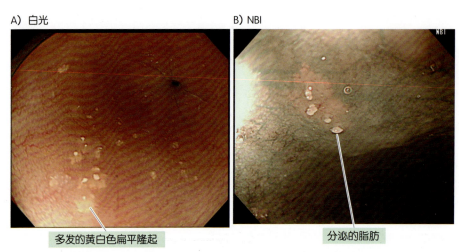

多发的黄白色扁平隆起　　　　　　　　　分泌的脂肪

图 9　食管皮脂腺

视频➡27　食管皮脂腺

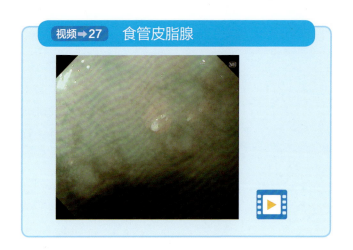

6. 嗜酸细胞性食管炎（视频➡28）

嗜酸细胞性食管炎可表现为食物堵塞感等食管症状，组织学上，在食管上皮内可见嗜酸性粒细胞浸润（诊断标准：显微镜下食管黏膜嗜酸细胞浸润≥ 15 个 / 高倍视野），为慢性过敏性疾病。该病是由针对食物抗原的非 IgE 介导的（迟发性）过敏反应所导致的。

在内镜下可见**环形沟槽、纵行沟槽、白斑**以及因黏膜水肿所致的**血管透见性减低**（图 10），与食管上段相比，食管下段表现更加明显。白斑本质上是由嗜酸性粒细胞聚集所形成的微脓肿（microabscess），于此处进行**精准活检**是诊断的要点。

A）白光　同心圆形的环形沟槽

B）白光　白斑（白色细小颗粒，从此处活检）

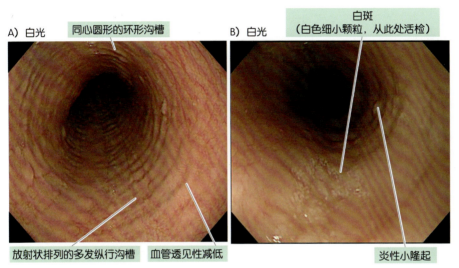

放射状排列的多发纵行沟槽　　血管透见性减低

炎性小隆起

图 10　嗜酸细胞性食管炎

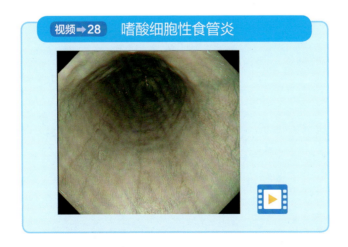

视频➡28　嗜酸细胞性食管炎

休息一下 学会的快乐

　　不知从何时起，在日本消化内镜学会年会的晚上开始举办同学会。来自不同大学，1999 年（平成 11 年）毕业的医生们一起欢聚畅饮。聚会时也会邀请三五好友，十多个人凑在一起。这当中有的人已荣升为教授，有的人正朝着晋升教授的方向努力，有的人一边照料 5 个孩子，一边奋斗在临床一线，也有的人致力于地方医疗建设，还有的人返回家乡成立新的内镜室……不同经历的内镜医生聚在一起，边喝酒边畅谈理想。大家聊临床工作、科学研究、组织运营和对未来的规划……有说不完的话。这样的同学会令人鼓舞和奋进，也是现在参加年会的乐趣之一。

　　超越大学、医院的界限，同届的校友们也来一起欢聚吧！

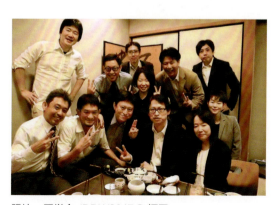

照片：同学会 JDDW2017@ 福冈

5 表浅型食管癌的发现

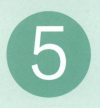

指导医师：你知道早期食管癌和表浅型食管癌的区别吗？

住院医师：哦，还有这回事，它们有区别吗？

指导医师：在《食管癌处理规范（第11版）》中，早期食管癌是指原发病灶的浸润深度局限于黏膜层内的食管癌，不论有无淋巴结转移；而表浅型食管癌是指浸润深度局限于黏膜层和黏膜下层的食管癌，不论有无淋巴结转移（图1~图3）。应注意早期胃癌是指浸润深度局限于黏膜层和黏膜下层的胃癌，与食管早癌的定义不同。

住院医师：与胃癌相比，食管癌的早期癌定义更加严格，这是为什么呢？

指导医师：黏膜下层（SM）癌的淋巴结转移率在胃癌中约为20%，而在食管癌中却高达40%。当食管癌浸润至黏膜下层时，发生淋巴结转移的风险显著增加，预后也更差。

> 表浅型食管癌？早期食管癌？有什么区别？

早期食管癌：局限于黏膜层的食管癌，不论有无淋巴结转移。

表浅型食管癌：局限于黏膜层和黏膜下层的食管癌，不论有无淋巴结转移。

图 1　早期食管癌和表浅型食管癌的区别

1. 食管癌的肉眼分型（病变形态分型）和浸润深度

» 0- Ⅰ型、0- Ⅱ型、0- Ⅲ型的区别

指导医师：我们先仔细看看《食管癌处理规范（第11版）》中的肉眼分型（大体形态分型）。虽然在食管癌处理规范中使用了"大体形态分型"一词，但是，在本书中，将和其他脏器一样使用"肉眼分型"这个词。

肉眼分型与浸润深度具有一定的相关性，我将一起介绍。

住院医师：隆起型即0-Ⅰ型和浅表隆起型即0-Ⅱa型，虽然均为"隆起型"，但在日语里，这两个词意思相近，很难理解和区分。

指导医师：的确如此，如果用日语表述，很难理解二者的区别。临床上常常仅描述为"0-Ⅰ型""0-Ⅱa型"。那么，你知道0-Ⅰ型、0-Ⅱa型的区别吗？

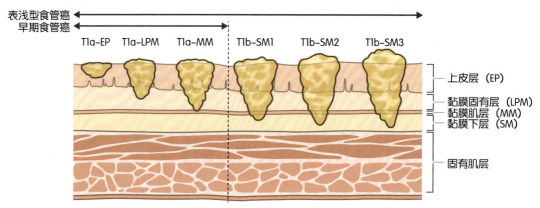

图2　表浅型食管癌的浸润深度

T1b-SM 分为以下 3 个亚型：

T1b-SM1：将黏膜下层 3 等分，病变浸润深度仅限于上 1/3。

T1b-SM2：将黏膜下层 3 等分，病变浸润深度达到中 1/3。

T1b-SM3：将黏膜下层 3 等分，病变浸润深度达到下 1/3。

另外，对于内镜下切除的标本，因为无法确定黏膜下层 3 等分的实际距离，所以将浸润深度距离黏膜肌层 200μm 以内的黏膜下层癌定义为 T1b-SM1，将浸润深度超过黏膜肌层 200μm 的黏膜下层癌定义为 T1b-SM2。

本书以下列方式表示，T1a-EP ➡ EP 癌、T1a-LPM ➡ LPM 癌、T1a-MM ➡ MM 癌、T1b-SM ➡ SM 癌。

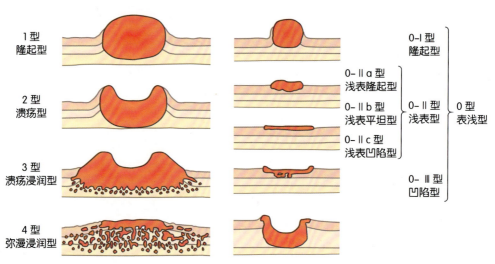

图3　食管癌的肉眼分型（大体形态分型）

住院医师：0-I 型食管癌隆起较高，但不知道具体高度是多少，大家都是凭感觉判断的吧？

指导医师：0-I 型隆起的高度是有明确规定的。
请记住在《食管癌处理规范（第 11 版）》中记载："诊断标准为高度 1mm 左右。"
也就是说隆起高度在 1mm 以内者为 0-IIa 型，而 2mm 以上者为 0-I 型。

住院医师：对于胃癌来说，与食管癌有区别吗？

指导医师：对于胃癌来说，病变隆起高度小于 2mm 者定义为 0-IIa 型，超过 2mm 者为 0-I 型。
应注意对于不同脏器其隆起高度的定义是不同的。

住院医师：0-I 型食管癌似乎均为黏膜下层癌（SM 癌），实际情况又如何呢？

指导医师：据报道，在 0-I 型食管癌中，92% 为黏膜下层癌（SM 癌），因此对 0-I 型食管癌选择内镜下治疗时应格外慎重。

住院医师：那么 0-III 型食管癌的浸润深度又如何呢？

指导医师：咱们先从 0-III 型的定义说起，你知道它的定义吗？

住院医师：这个⋯⋯

指导医师：最好学习一下《食管癌处理规范》。规范中记载：0-III 型定义为"与 IIc 型相比，溃疡更深的凹陷性病变，估计病变凹陷的基底部超过了黏膜肌层"。根据这个定义，当凹陷的基底部超过黏膜肌层时，即为黏膜下层癌（SM 癌）。实际上，在内镜下诊断为 0-III 型的食管癌中 96% 为 SM 癌。

住院医师：0-III 型食管癌凹陷的深度具体是多少毫米呢？

指导医师：虽然规范中没有记载，但是，据报道从上皮表层至黏膜肌层最深处的平均厚度为 0.39mm（0.28～0.51mm），因此，我认为如果凹陷深度超过 0.5mm 时，就可以诊断为 0-III 型，考虑为 SM 癌。

要点 隆起较高和凹陷较深的食管癌考虑为 SM 癌（超过 90% 的 0-I 型和 0-III 型为 SM 癌）。

» 0-IIa 型食管癌的诊断要点

指导医师：接下来，介绍 0-II 型食管癌浸润深度的诊断。首先，据报道在 0-IIa 型食管癌中，85% 为黏膜内（M）癌，15% 为黏膜下层（SM）癌。

住院医师：在 0-IIa 型中，绝大部分为 M 癌，但也有一部分为 SM 癌。

指导医师：当对黏膜内（M）癌进一步仔细观察时发现，那些看起来类似黏膜肥厚的轻微隆起性病变大多为 EP 癌；可见细小颗粒样改变的病变大多为 LPM 癌；而伴有粗大颗粒者则多为 MM/SM1 癌。

住院医师：当病变伴有粗大颗粒时浸润深度就增加了。

指导医师：另外，对于伴有角化、呈发白色调的病变应格外关注。这种病变即使隆起较高，浸润深度一般也较浅。

要点 伴有粗大颗粒的 0-IIa 型浅表隆起型病变考虑为 MM/SM1 癌。

» 0-Ⅱb 型食管癌的诊断要点

指导医师：接下来，介绍 0-Ⅱb 型食管癌。这是肉眼观察无明显隆起或凹陷的病变。

住院医师：病变无隆起或凹陷，好像很难发现啊！

指导医师：诊断上还是有窍门的，关于如何发现 0-Ⅱb 型食管癌，我们后面再讲。
0-Ⅱb 型食管癌的浸润深度几乎均为 EP 癌，最深也仅限于 LPM 癌，几乎没有 MM
癌、SM 癌。

住院医师：没有隆起或凹陷改变的 0-Ⅱb 型食管癌浸润深度较浅，符合内镜下切除的绝对适
应证。

要点 无隆起或凹陷改变的 0-Ⅱb 型食管癌几乎均为 EP 癌。

» 0-Ⅱc 型食管癌的诊断要点

指导医师：最后讲讲 0-Ⅱc 型。在表浅型食管癌中，超过一半为 0-Ⅱc 型，是临床上最常见的类
型。在 0-Ⅱc 型食管癌中，80% 为 M 癌，20% 为 SM 癌。

住院医师：SM 癌的比例增加了。

指导医师：0-Ⅱc 型中也有一些为 SM 癌，因此许多病例的浸润深度的诊断较难。
在浅凹陷性病变中，凹陷内部表面光滑或可见细小颗粒者为 EP/LPM 癌；凹陷较深
或凹陷内伴粗大颗粒者，为 MM/SM1 癌的可能性较大；凹陷内部可见结节状隆起或
边缘伴显著隆起者，应考虑为 SM2 癌。

住院医师：凹陷内部伴隆起的病变浸润深度更深，应对此特别关注。

要点 在表浅型食管癌中，半数为 0-Ⅱc 型。
凹陷内部具有结节状隆起或边缘伴显著隆起者考虑为 SM 癌。

指导医师：表浅型食管癌浸润深度的诊断要
点总结于表 1 中，请认真学习。
对隆起高度和凹陷深度的诊断有
时因充气不足，会造成过度诊
断，因此应在食管壁充分伸展的
状态下进行判断。
关于 NBI 联合放大内镜判断浸润
深度的问题，我将在后面的章节
再讲，最基础的还是白光观察。
应牢记最基础的诊断知识。

表 1　表浅型食管癌浸润深度的诊断要点

浸润深度	镜下所见
EP/LPM 癌	·0-Ⅱb 型 ·非常表浅的凹陷 ·凹陷内部表面光滑或可见细小颗粒
MM/SM1 癌	·明显的凹陷 ·凹陷内部可见颗粒或粗大颗粒样隆起 ·可伴轻度的边缘隆起
SM2 癌	·0-Ⅰ型（隆起超过 2mm） ·0-Ⅲ型（明显的深凹陷） ·凹陷内部可见结节状隆起 ·伴明显的边缘隆起

食管癌内镜切除的适应证

表浅型食管癌的内镜治疗是从食管腔内将病灶局部切除，治疗对象应为淋巴结转移风险低的病变。因此，淋巴结转移风险极低的 EP/LPM 癌属于内镜切除的绝对适应证。虽然 MM/SM1 癌可以在内镜下局部切除，但是淋巴结转移的风险为 15%～25%，因此，属于内镜下切除的相对适应证。SM2 癌淋巴结转移风险约为 50%，应按照进展期食管癌来进行处理。

另外，由于食管管腔狭窄，病变切除范围较大时，有时会造成难治性食管狭窄，尤其是对于黏膜切除范围超过 3/4 周时，切除后食管狭窄的风险很高，治疗前应充分告知患者发生术后狭窄等并发症的风险，必要时行预防狭窄的治疗。

术前根据浸润深度和病变范围判断是否符合内镜下切除的适应证，术后根据病理组织学诊断来判断是否需要追加进一步治疗。

在日本消化内镜学会的"食管癌 ESD/EMR 治疗指南"中有关内镜切除的推荐意见如图 4～图 6 所示。

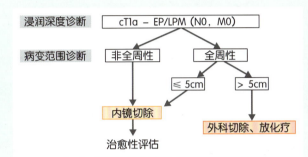

图 4　内镜切除的适应证（术前诊断）
本图根据参考文献 [21] 制作（前缀"c"：选择治疗方式前的临床评估结果）

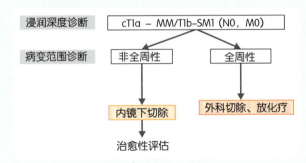

图 5　内镜下切除的适应证（术前诊断）
本图根据参考文献 [21] 制作（前缀"c"：选择治疗方式前的临床评估结果）

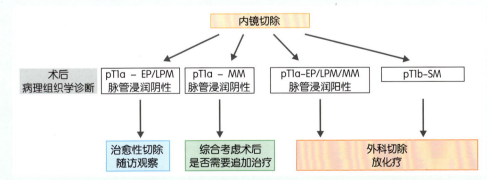

图 6　内镜切除术后治愈性评估和追加治疗的指征
本图根据参考文献 [21] 制作（前缀"p"：基于内镜切除标本的病理诊断补充或修订后的评估结果）

指导医师：下面请看不同浸润深度的食管癌内镜图像（病例1～病例5）。

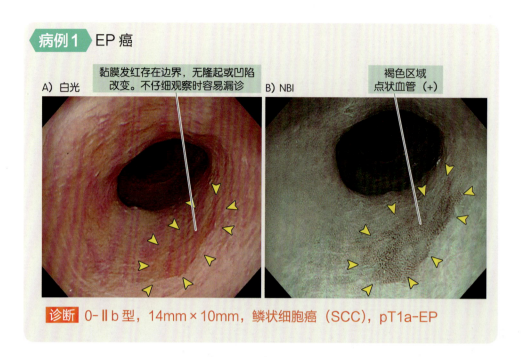

病例1 EP癌

A) 白光　黏膜发红存在边界，无隆起或凹陷改变。不仔细观察时容易漏诊

B) NBI　褐色区域 点状血管（+）

诊断 0-Ⅱb型，14mm×10mm，鳞状细胞癌（SCC），pT1a-EP

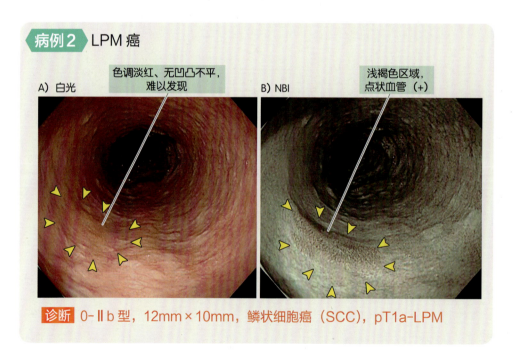

病例2 LPM癌

A) 白光　色调淡红、无凹凸不平，难以发现

B) NBI　浅褐色区域，点状血管（+）

诊断 0-Ⅱb型，12mm×10mm，鳞状细胞癌（SCC），pT1a-LPM

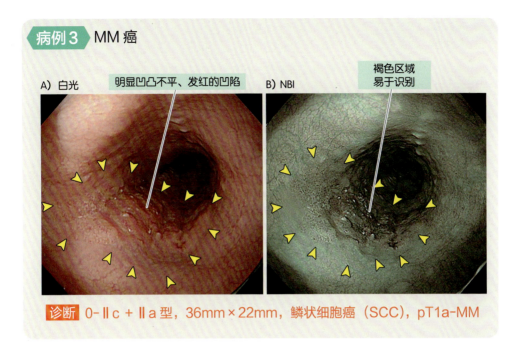

病例3 MM癌

A）白光　　明显凹凸不平、发红的凹陷

B）NBI　　褐色区域易于识别

> **诊断** 0-Ⅱc+Ⅱa型，36mm×22mm，鳞状细胞癌（SCC），pT1a-MM

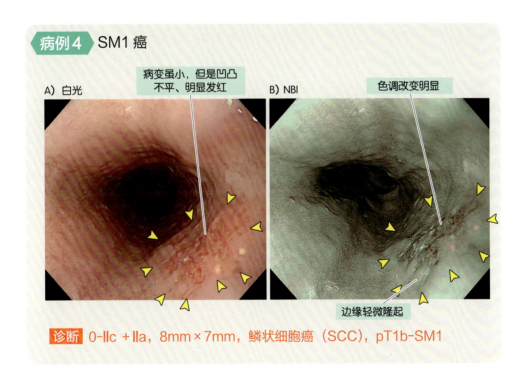

病例4 SM1癌

A）白光　　病变虽小，但是凹凸不平、明显发红

B）NBI　　色调改变明显

边缘轻微隆起

> **诊断** 0-Ⅱc+Ⅱa，8mm×7mm，鳞状细胞癌（SCC），pT1b-SM1

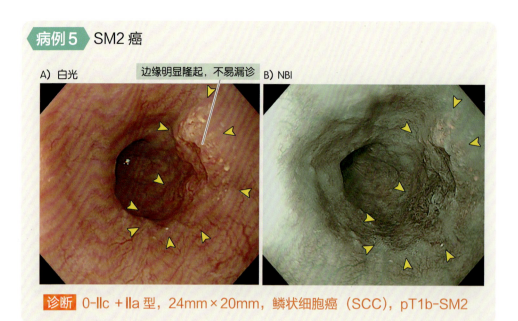

病例5 SM2癌

A) 白光

边缘明显隆起，不易漏诊

B) NBI

诊断 0-IIc +IIa 型，24mm×20mm，鳞状细胞癌（SCC），pT1b-SM2

住院医师：我认为 MM 癌和 SM 癌具有明显的凹凸改变，一般不会漏诊。但是，EP 癌和 LPM 癌的凹凸改变不明显，仅根据色调变化很难发现。在白光下容易漏诊，而与白光相比，利用 NBI 观察时，则更容易发现褐色区域。

指导医师：对于 MM/SM1 癌，即使病变很小，凹凸改变也很明显，因此易于发现。对于 SM2 癌，应该也不会漏诊。但是，对于 EP/LPM 癌，白光观察时如果未能注意到色调微妙的改变、血管透见消失等表现时，就会经常漏诊。归根结底，发现食管癌是以 NBI 观察为基础的。尽管如此，即使利用 NBI 观察，若不习惯于发现呈浅褐色区域的病变的话，也容易漏诊。实际上，EP/LPM 癌的发现率在不同医生之间差异很大。

住院医师：不过，如果每年都进行内镜检查，即使漏诊一次也没关系吧？

指导医师：那我们就来看看下面这个病例吧（图 7）。

A) 白光

B) NBI

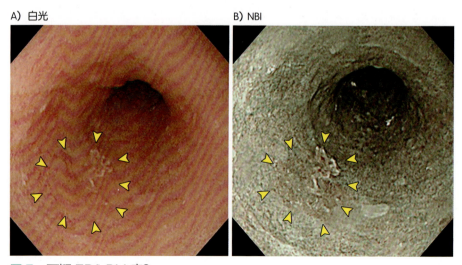

图 7　可疑 EP/LPM 癌？

2. 即使漏诊早期食管癌也没关系吗？

住院医师：这个病变在白光下观察很难发现啊，在 NBI 下似乎可看到浅褐色区域，但是如果因蠕动等原因观察时不仔细，可能会漏诊。

指导医师：我估计当时病变还是仅为 15mm 左右的 EP/LPM 癌，能否发现这个病变，取决于医生的水平。

下面，我们来看看 3 年后的内镜图像（图 8）。

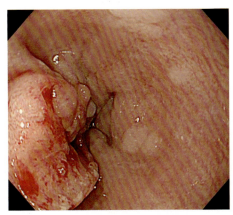

图 8　图 4 的 3 年后的内镜图像
可见直径 5cm 的 2 型进展期食管癌（SCC）。

住院医师：已经是进展期食管癌了啊！

指导医师：如果觉得反正患者每年都会接受内镜检查，那就大错特错了。请放弃那种"反正明年还要做检查，这次差不多就行了"的想法。

住院医师：明白了！每次内镜检查都应该仔细观察！

要点　请放弃"明年发现了也可以"的想法！

指导医师：接下来我们看看下面这个病例。初诊时为环管腔半周的 0-IIc 型病变，伴明显的结节不平，考虑为 MM/SM1 癌，因此选择行诊断性 ESD（图 9A）。但是，1 个月后行 ESD 时，发现病变已经进展为 0-I 型的较高隆起，EUS 判断浸润深度接近固有肌层，遂终止行 ESD（图 9B）。

住院医师：仅 1 个月就变成这样了！

指导医师：请注意，癌浸润至黏膜肌层后进展速度会很快。

A）初诊时　　　　　　　　　　　　　　　B）1个月后

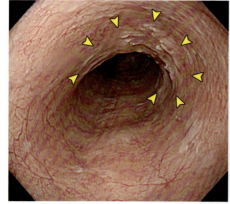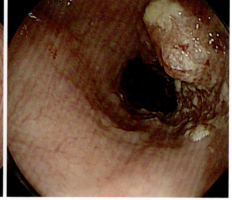

图 9　快速进展的表浅型食管癌

A）环管腔约半周的 0–IIc 型病变，凹陷内可见明显的结节不平，因此判断浸润深度为 MM/SM1 癌。
B）1个月后行内镜检查时发现凹陷内可见大结节隆起，外科术后病理诊断为 MP 癌。

要点

· 癌浸润深度超过黏膜肌层后进展速度很快！
· 应努力发现 EP/LPM 食管癌！

住院医师：应努力发现 EP/LPM 食管癌，可是，EP/LPM 癌很难发现啊……

指导医师：是的。因此，接下来我想讲讲如何发现 EP/LPM 癌。

3.　发现 EP/LPM 癌的诀窍

指导医师：发现 EP/LPM 癌的诀窍与发现同属于鳞状细胞癌的咽癌的诀窍是一样的。

住院医师：也就是说，应注意色调发红、轻微的凹凸改变、血管透见消失以及 NBI 下的褐色区域！

指导医师：说的对。除此以外，对于伴角化的食管癌，有时会因发现角化的白色隆起而引起内镜医生的关注。接下来，通过病例来学习吧（病例 6 ~ 病例 10）。

要点

避免漏诊 EP/LPM 癌的要点：

· 色调淡红。　　　　　　· 角化。
· 表面凹凸改变。　　　　· NBI 下的褐色区域。
· 血管透见消失。

病例6　EP/LPM 癌

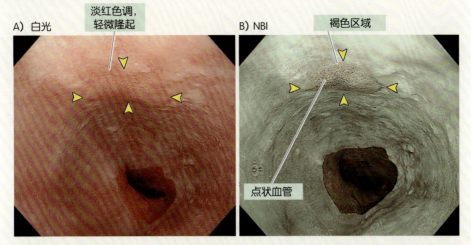

A）白光　　淡红色调，轻微隆起

B）NBI　　褐色区域

点状血管

在白光下，食管前壁可见一轻微隆起的淡红色病变，但是色调改变轻微，容易漏诊。在 NBI 下病变呈褐色区域，易于识别。另外，即使非放大观察也能辨认点状血管。

诊断 0-Ⅱa 型，8mm×6mm，SCC，pT1a-EP

病例7　EP/LPM 癌

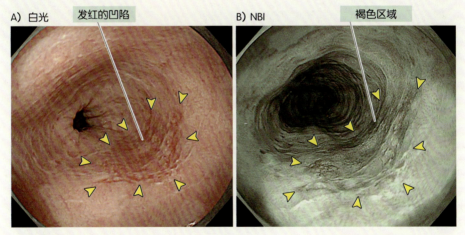

A）白光　　发红的凹陷

B）NBI　　褐色区域

背景黏膜整体上血管透见性减低，可见多发线状角化。这种背景黏膜在碘染色下呈花斑样食管，为食管癌的高危因素。于 3—7 点钟位可见一发红的凹陷，凹陷内可见轻微凹凸不平，在 NBI 下呈褐色区域。

诊断 0-Ⅱc 型，24mm×19mm，SCC，pT1a-LPM

病例8-1 EP/LPM 癌　多发病变①

・色调发红，存在边界
・血管纹理消失

A) 白光

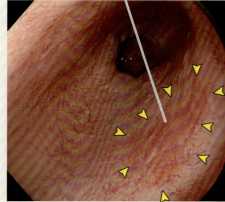

B) 碘染色　　地图状不染区

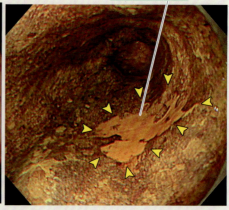

于3—6点钟方向可见一处淡红色黏膜，血管纹理消失，几乎无凹凸改变，为0-IIb型病变。EP癌大多是这种0-IIb型病变。在碘染色下呈边界清楚的地图状不染区。

诊断 0-IIb型，13mm×10mm，SCC，pT1a-EP

病例8-2 EP/LPM 癌　多发病变②

A) 白光　　轻微的色调发红

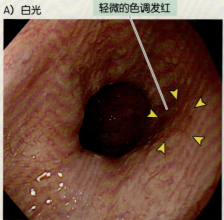

B) 碘染色　　地图状不染区内可见岛状正染区

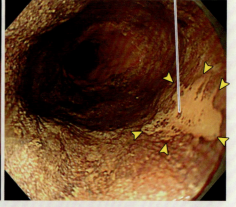

于4点钟方向可见一处轻微发红的区域，这种程度的色调改变在白光下难以察觉，碘染色下呈地图状不染区，其中可见多发的岛状正染区，这种表现疑似食管癌。由于15%～20%的食管癌为多发病变，因此，发现一个病变后应继续寻找是否存在第二个病变。请参照视频学习（视频➡29）。

视频➡29　EP癌　多发病变

诊断 0-IIb型，7mm×5mm，SCC，pT1a-EP

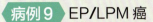 **病例9** EP/LPM 癌

A) 白光　　血管纹理消失

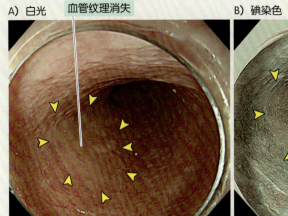

B) 碘染色　　浅褐色区域

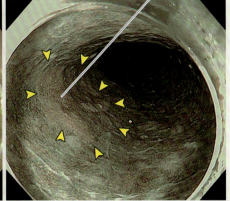

于6—9点钟方向请参照视频学习（**视频➡30**）。可见一处黄白色调、略微增厚的病变，病变处血管纹理消失，NBI 下呈浅褐色区域。

诊断 0-IIa 型，14mm×13mm，SCC，pT1a-LPM

视频➡30 LPM 癌

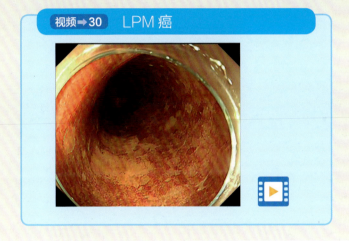

病例10 EP/LPM 癌

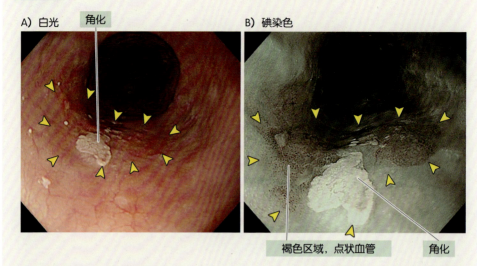

A) 白光　角化

B) 碘染色

褐色区域，点状血管　　　角化

因角化所致的白色扁平隆起较为明显，仔细观察后发现其周围存在发红的、轻度凹陷的区域，NBI下呈褐色区域，并可见点状血管，据此诊断为癌。角化区域的血管无法识别。当发现白色隆起时，应仔细观察周边黏膜是否发红。

诊断 0-Ⅱc＋Ⅱa 型，19mm×11mm，SCC，pT1a-LPM

笔记 ▶ **食管活检的诀窍是什么？**

在食管内进行活检时，由于活检钳与病变呈切线方向，因此活检的技巧与胃内不同。

首先，旋转镜身使病变与活检孔方向一致（图10①）。然后，稍微伸出活检钳。要点是活检钳不要伸得过长。"Down"大钮，使活检钳刚好在病变的上方（图10②）。此时不要将活检钳向外送，仅通过"Down"大钮即可把钳子轻压于病变之上。由于活检钳与食管壁处于切线方向，若伸出活检钳会导致钳子向前移位，造成活检位置偏移。最后，通过吸气减轻管壁的伸展，关闭活检钳（图10③）。停止吸气，确认夹住病变后退出活检钳（图10④）。以上就是食管活检的基本方法。请参照视频学习（**视频➡31**）。

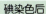碘染色后

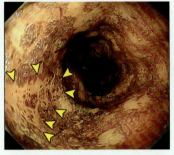

①将病变调整至活检钳伸出的位置

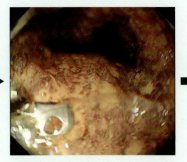

②稍微伸出活检钳，Down 大钮轻压
于病变之上

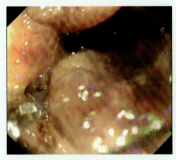

③吸气，待活检钳夹住病变时关闭
钳子，有时视野会瞬间变模糊

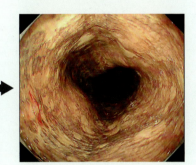

④退出活检钳

图 10　食管活检的诀窍

鳞状上皮内肿瘤（Squamous intraepithelial neoplasia，SIN）

很多内镜医生认为食管组织学分类中的**鳞状上皮内肿瘤**非常难以理解，这是因为病理学上的定义在不断演变，WHO 分类（第 4 版、第 5 版）、《食管癌处理规范（第 10 版、第 11 版）》中的定义都存在差别。在此省略具体细节，参照《食管癌处理规范（第 11 版）》进行讲解。另外，正确的术语是鳞状上皮内肿瘤（SIN），但是，临床上多称为上皮内肿瘤（intraepithelial neoplasia，IN）。

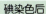笔记

第 5 章　食管

鳞状上皮内肿瘤的组织学定义可概括为以下 3 点。

①为肿瘤性病变。

②不包括伴炎症、再生的反应性非典型性。

③不包含上皮内癌。

鉴别鳞状上皮内肿瘤与上皮内癌可根据**结构异型**（细胞核排列不规则、细胞密度增加、细胞分化和极性紊乱等）和**细胞异型**［核 / 浆（N/C）比升高、细胞核大小不同等］来进行判断。**鳞状上皮内肿瘤可以说是上皮内癌的癌前阶段**。另外，鳞状上皮内肿瘤也被称为异型增生（dysplasia），该术语有时也会在临床中使用。

那么活检诊断为鳞状上皮内肿瘤时应如何处理呢？

即使病变在内镜下高度怀疑为癌，也经常会遇到病理上却诊断为鳞状上皮内肿瘤的情况。原因如下：取材不准确，活检取在癌边缘的鳞状上皮内肿瘤处；活检标本中所含的肿瘤数量过少无法判断为癌等。有报道认为 NBI 联合放大内镜诊断表浅型食管癌的正确率与活检病理诊断是一致的，当内镜下高度怀疑为癌时，可以选择内镜下切除作为诊断性治疗。而当内镜下认为不是癌时，应于半年至一年后复查内镜。当选择治疗方案存在困难时，建议将患者转诊至内镜治疗食管癌经验丰富的医院。

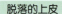

褐色区域都是癌吗？

我们在**第 4 章**中曾经讲过，并不是所有的褐色区域都是鳞状细胞癌。大家都知道，鳞状上皮变薄时也可出现褐色改变。例如，内镜操作造成黏膜表层脱落时可出现褐色改变（图 11）。另外，在正常人中也可看到散在的、小片褐色区域，这是由于鳞状上皮局部变薄所致（表现为上皮萎缩，有时也称作假褐色区域）。内镜抵近观察时看不到点状血管，据此可以与鳞状细胞癌相鉴别（图 12，**视频➡32**）。在变薄的鳞状上皮下方可以透见网格状血管，这是紧邻上皮层下方的毛细血管网，被称为上皮下毛细血管网（subepithelial capillary network, SECN，参阅 p152 图 18）。透过变薄的鳞状上皮，上皮下毛细血管网（SECN）清晰可见。与 B2 型血管不同，上皮下毛细血管网（SECN）无扩张。鳞状上皮变薄的原因虽然不清楚，但是并无临床意义。

NBI

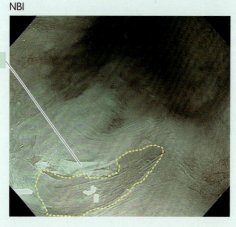

脱落的上皮

图 11　褐色区域都是癌吗？①

内镜透明帽擦伤食管，导致上皮脱落，脱落处呈褐色改变。

A) NBI

B) NBI 近距离观察

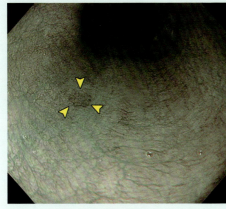
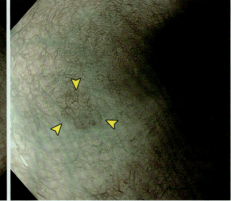

图 12 褐色区域都是癌吗？②

A ）发现小片褐色区域。

B ）内镜抵近观察未见点状血管，因此可以判断不是鳞状细胞癌，即使不放大观察也可进行鉴别。

视频➡32 正常食管中所见的 BA

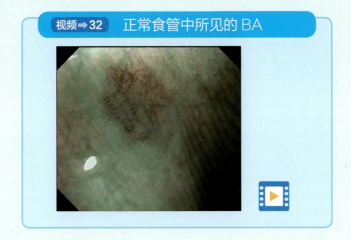

笔记➡

何谓角化？

角化是指组织学上角化型鳞状上皮最表层的表现，可见细胞呈层状排列的部分（角质层），胞浆较少，呈嗜酸性，细胞核消失，常见于皮肤（表皮）。正常食管被覆的是未角化的复层鳞状上皮（图 13A），当食管出现角化时即为异常表现。角化过度（hyperkeratosis，图 13B）是指角质层显著增厚。角化不全（parakeratosis）是指角质层内的细胞尚残留细胞核。

食管鳞状细胞癌大多色调发红，伴角化时呈白色的扁平隆起。在伴有角化的部位无法看到食管癌所具有的典型的褐色区域和点状血管，不过，病变全部角化的情况很少，大多表现为周围可见轻微发红或褐色区域（图 14）。

在研讨会上经常把角化称为"白色附着物"。其实，角化是细胞从基底层向表层分化成熟的过程中发生扁平化、细胞核消失而产生的，准确地说，对于角化来说，使用"附着"这个词来表述并不恰当。当然，对于念珠菌使用"附着"这个词表述是正确的。

※ 附着：指某种物品黏附在其他物品上。

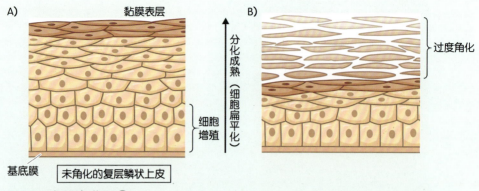

图 13　何谓角化？①

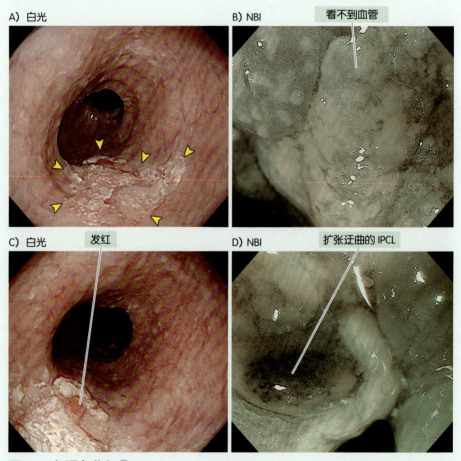

图 14　何谓角化？②

白光下食管后壁可见一发白的扁平隆起性病变（A）。发生角化时，NBI 联合放大内镜观察无法看到血管（B）。肛侧可见发红的区域（C），NBI 下观察发红区域，可见轻度扩张、走行迂曲的异常血管（D）。

诊断 0-Ⅱa 型，18mm×13mm，SCC，pT1a-LPM

这种人会患食管癌吗？

发生食管癌的 3 个高危因素包括："50 岁以上的男性""大量饮酒、吸烟者（具有剂量依赖性）""ALDH2 杂合子缺陷型（饮酒脸红）"。在日常诊疗中，虽然很少，但也会遇到没有这些高危因素而患食管鳞状细胞癌的患者。癌研医院的数据显示，在接受食管切除的 691 名患者中，有 30 名（4.3%）患者无吸烟和饮酒史，其中 22 名（73.3%）为女性，大多为单发的高分化鳞状细胞癌。内镜下典型表现为食管中下段后壁、伴有角化的呈纵向走行的病变，但是报告的例数较少。另外，据报道，食用过热的食物是食管癌明确的高危因素，在无吸烟、饮酒史的食管癌患者中，喜食过热食物的人居多（图 15）。

A) 白光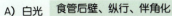
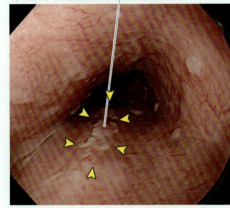

B) NBI
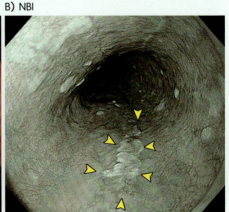

图 15　这种人会患食管癌吗？

60 余岁女性，无吸烟、饮酒史，无饮酒后脸红，但喜热食。食管胸中段后壁可见纵行、细长的、发白的扁平隆起性病变，表面几乎均被角化物所覆盖。本例为无典型高危因素的食管鳞状细胞癌。

诊断 0-Ⅱa 型，14mm×4mm，SCC，pT1a-EP

 来吧，去参加研讨会

在日本，各种与内镜相关的研讨会精彩纷呈，网络形式的线上会议也越来越多，参会更加方便。临床一线医生的演讲内容丰富，既有最新的诊断和治疗，也有教科书上没讲过的操作小窍门，为今后的临床工作提供了非常实用的信息。从病例分析中还可以学习如何进行内镜读片；内镜图像与病理对比、复原则有助于理解内镜下表现的病理成因。

在自己工作的医院能遇到的病例数量毕竟有限，而且也不是每个医院的医生都有机会与病理医生交流，参加研讨会可以获得很多知识，满足我们对学习的渴望。

让我们暂时放下繁忙的临床工作，来一场研讨会上的求知之旅吧！

4. 表浅型食管癌的放大内镜分类（日本食管学会）

指导医师：你知道诊断食管癌浸润深度的放大内镜分类（表2）吗？

住院医师：就是那个把血管分为 A 型至 B1、B2、B3 型的分类吧，总觉得平时一直在用着呢。

指导医师：总觉得……怎么感觉掌握得不牢呢，你说说吧。

表2 表浅型食管癌的放大内镜分类（日本食管学会）

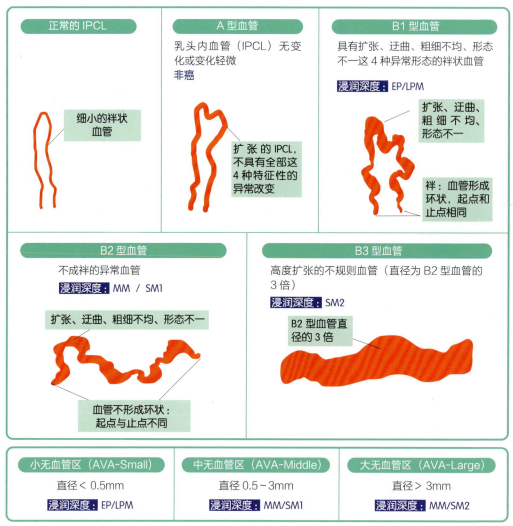

正常的 IPCL	A 型血管	B1 型血管
细小的袢状血管	乳头内血管（IPCL）无变化或变化轻微 **非癌** 扩张的 IPCL，不具有全部这 4 种特征性的异常改变	具有扩张、迁曲、粗细不均、形态不一这 4 种异常形态的袢状血管 **浸润深度：** EP/LPM 扩张、迁曲、粗细不均、形态不一 袢：血管形成环状，起点和止点相同

B2 型血管	B3 型血管
不成袢的异常血管 **浸润深度：** MM / SM1 扩张、迁曲、粗细不均、形态不一 血管不形成环状：起点与止点不同	高度扩张的不规则血管（直径为 B2 型血管的 3 倍） **浸润深度：** SM2 B2 型血管直径的 3 倍

小无血管区（AVA-Small）	中无血管区（AVA-Middle）	大无血管区（AVA-Large）
直径 < 0.5mm	直径 0.5~3mm	直径 > 3mm
浸润深度： EP/LPM	**浸润深度：** MM/SM1	**浸润深度：** MM/SM2

指导医师：首先，这个分类是针对"白光或 NBI 等图像增强内镜下具有边界的疑似鳞状细胞癌的病变"。发现疑似癌的病变后，进一步通过放大内镜观察进行分类。A 型血管是指"IPCL 无变化或轻微变化者"。你知道 IPCL 吗？

住院医师：是 intra-epithelial papillary capillary loop，即上皮内乳头状毛细血管袢。虽然知道这个名词，但是谈不上理解。乳头到底在食管的什么部位呢？

指导医师：肉眼是看不见乳头的，需要用显微镜才能看到。在组织学上，乳头存在于复层鳞状上皮中，下面来看看实际的组织学图像吧（图 16）！

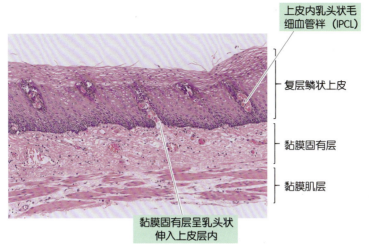

图 16 IPCL 的组织学图像

上皮内乳头状毛细血管袢（IPCL）

复层鳞状上皮

黏膜固有层

黏膜肌层

黏膜固有层呈乳头状伸入上皮层内

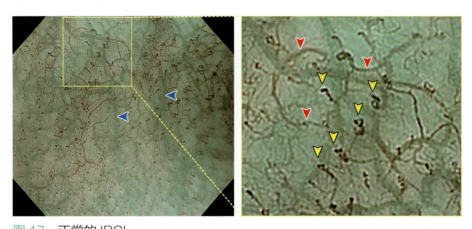

图 17 正常的 IPCL

正常的 IPCL 是在最大放大倍率下才能勉强看到的血管（▷）。▶指的是紧邻上皮下方的上皮下毛细血管网（SECN），▶是指黏膜固有层深层的树枝状血管（网状血管）。

指导医师：在复层鳞状上皮中，黏膜固有层呈乳头状延伸至上皮层内，这就是"乳头"。在乳头内走行的袢状毛细血管即为上皮内乳头状毛细血管袢（IPCL），在放大内镜下可以识别（图 17）。

住院医师：原来如此，看来我以前并没有理解它的本质。但是，为什么会产生这样的结构呢？

指导医师：在紧邻复层鳞状上皮的下方，具有丰富的上皮下毛细血管网（subepithelial capillary network，SECN），为周围的组织提供氧气。但是，由于复层鳞状上皮很厚，仅靠上皮下毛细血管网（SECN）无法将氧气弥散到上皮表层。因此，黏膜固有层呈乳头状延伸至复层鳞状上皮内，通过上皮内乳头状毛细血管袢（IPCL）将氧气输送到上皮表层（图 18）。

住院医师：这个理由很充分啊！

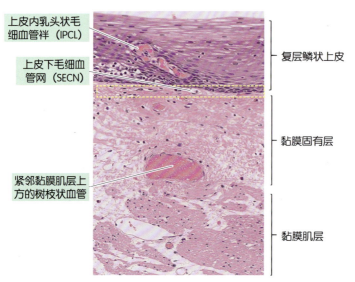

图18 IPCL 和 SECN

住院医师：IPCL 与癌有什么关系呢？

指导医师：鳞状上皮癌变后，会发生与 IPCL 相似的呈袢状的血管形态改变，当癌发生浸润时，袢状血管的形态会进一步改变，最终被破坏。因此，袢状血管的形态异常或消失可用于鉴别癌与非癌，并判断癌的浸润深度。

住院医师：就是说癌变以后会产生异常的 IPCL 吧？

指导医师：准确地说，还是不同的。IPCL 是指正常的结构，用于描述非肿瘤（正常情况）。癌变时的血管则应称作袢状血管或异常血管。

住院医师：不过，袢状这个词虽然意思不同，但还是挺形象的。

指导医师：请想象一下，所谓的袢状血管是指血管在中途改变方向，调转 180° 后又回到起始的地方，血管也有长有短。

住院医师：原来如此，从形状上看更像是 U 形转弯的血管。

指导医师：的确如此，由于袢是环的意思，与袢状血管相比，U 形转弯血管更容易理解。转弯的地方看起来有点膨胀，从这个意义上讲，可以形容为套索样的"袢状"。不管怎么说，还是先记住袢状血管吧！B1 型血管是一种袢状的异常血管，它具有包括扩张、迂曲、粗细不均、形态不一在内的全部 4 个特征。

住院医师：判断是否具有这 4 个特征是很困难的吧，每次都需要放大观察所有的血管吗？

指导医师：实际上，并不需要放大观察上述全部 4 个特征，即使在非放大下，只要接近病变观察，也可以根据点状血管判断为 B1 型血管。由于 B1 型血管为扩张的袢状血管，因此每根血管看起来就像是团块状，这就是看起来像点状的原因。即使在 NBI 非放大下观察，若发现背景黏膜色（background coloration）和点状血管时，也可以高度怀疑为癌。接下来放大观察，实际上，与其说是判断每根血管是否存在扩张、迂曲、粗细不均、形态不一，不如说是凭感觉诊断 B1 型血管。对于 B1 型血管，只要诊断过一些病例，就可以凭经验进行诊断了。对于 A 型、B1 型血管的诊断，采用近距离观察或在弱放大下观察就足够了（图19，图20）。

住院医师：不具有全部上述 4 个特征的 A 型血管为非癌病变，具体有哪些情况呢？

指导医师：A 型血管可见于炎症性改变，也可见于鳞状上皮内肿瘤（squamous intraepithelial neoplasia，SIN）。

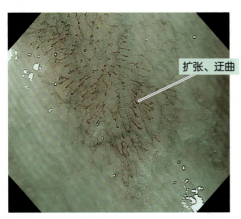

扩张、迂曲

图 19　A 型血管

IPCL 扩张、迂曲，但无粗细不均、形状不一，因此判断为 A 型血管。活检为鳞状上皮内肿瘤（SIN）。

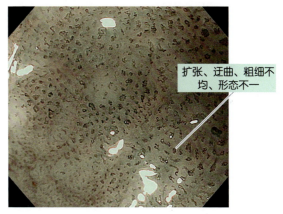

扩张、迂曲、粗细不均、形态不一

图 20　B1 型血管

IPCL 具有扩张、迂曲、粗细不均、形态不一这 4 个特征性改变，因此判断为 B1 型血管。最终诊断为 EP 癌。

住院医师：接下来是 B2 型血管，虽然我知道这是一种"不成袢的异常血管"，但是并不十分清楚。

指导医师：是啊，与 B1 型血管不同，或许理解为血管起点与终点不同更合适。

住院医师：原来如此，就是说血管走了就不再回来了吧。

指导医师：因为 B2 型血管被统称为"不成袢的血管"，所以存在很大变异。既有呈迂曲蛇行的血管（图 21），也有呈树枝状分叉的血管，血管形态从类似 B1 型至类似 B3 型多种形态。B2 型血管的形成既包括源于上皮下毛细血管网（SECN）变形的血管，也包括肿瘤诱导产生的新生血管，可谓多种多样。

住院医师：即使都表现为 B2 型血管，浸润深度也不同吧？既有浸润深度较浅的（EP/LPM），也有浸润深度较深的（SM2）。即使都表现为 B2 型血管，浸润深度也不同吧？既有浸润深度较浅的（EP/LPM），也有浸润深度较深的（SM2）。

指导医师：由于 B2 型血管形态各异，根据 B2 型血管诊断浸润深度为 MM/SM1 的准确性不高，仅为 70% 左右。而根据 B1 型血管诊断 EP/LPM 癌，以及根据 B3 型血管诊断 SM2 癌的准确性均超过 90%，比较可靠。另外，需要注意在糜烂等炎性病变中也可出现 B2 型血管。

住院医师：有关 B2 型血管的问题在学会上也经常被讨论吧。

指导医师：是啊，还有一些问题尚未完全弄清楚。也有研究表明，如果 B2 型血管呈不规则的树枝状，或者 B2 型血管的范围超过放大内镜下最大倍率的 1 个视野，诊断为 SM2 的可能性较大。请关注今后在这个领域方面的研究。

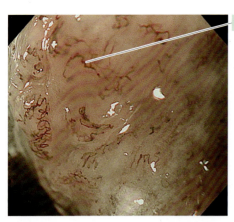

不形成袢状的血管

图 21　B2 型血管

血管未形成袢状，因此判断为 B2 型血管，浸润深度为 MM 癌。

住院医师：另外，B2 型血管中还有一类被称为 R 型血管。

指导医师：在 B2 型血管中，有时会出现弯弯曲曲的不规则的细网状（reticular，R）血管，被称为 R 型血管（图 22）。据报道，病理上多为低分化、浸润性增殖（INFc）和特殊组织学类型。

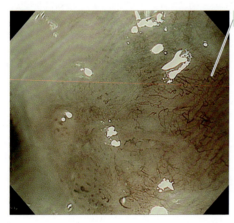

不规则的细网状血管

图 22　B2 型血管（R 型血管）

可见不形成袢状结构的细小的网状血管。在 B2 型中备注 reticular（R），即细小网状的意思。该例病理诊断为低分化鳞状细胞癌，浸润形式为 INFc。

住院医师：B3 型血管是袢状血管变粗了吗？

指导医师：一般认为，B3 型血管并不是袢状血管发生改变所致，而是由于癌浸润深层组织，破坏了乳头结构和袢状血管，促进间质增生，产生了粗大、不规则的新生血管。

住院医师：如果血管直径超过 B2 型血管 3 倍以上，就可以诊断为 B3 型血管。

指导医师：另外，青绿色调也很重要。B3 型血管所在的位置比 B1、B2 型血管更深，因此呈青绿色调（图 23）。在黏膜深层走行的血管和直径粗到一定程度的血管看起来会呈青绿色。B3 型血管的特异性较高，当看到 B3 型血管时，首先应考虑为 SM2 癌，但B3 型血管出现的频率并不高，敏感性仅为 30% 左右。

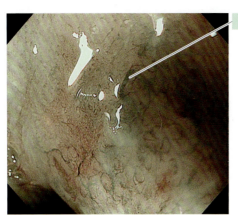
青绿色的粗血管

图 23　B3 型血管

位于黏膜深层的青绿色血管，直径超过周围 B2 型血管的 3 倍，判断为 B3 型血管。浸润深度为 SM2 癌。

住院医师：还有 AVA（avascular area）吧。

指导医师：AVA 是指无血管区（图24）。当癌膨胀性生长时，袢状血管会被推挤到癌灶的外侧，从而形成血管稀疏的区域，这就是 AVA，据说其大小与癌的浸润深度有关（参阅表2）。被推挤到外侧的袢状血管很快就会相互融合，包绕在 AVA 的周围。

指导医师：以上就是对日本食管学会放大内镜分类（视频➡33）的介绍，但是浸润深度的诊断不仅应根据放大内镜观察结果，也应参考白光观察结果综合判断。

第 5 章 食管

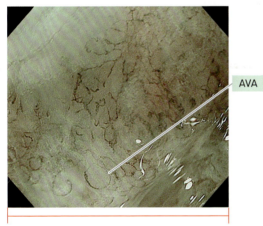
AVA

4.75mm

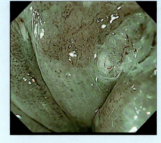
视频33　表浅型食管癌的放大内镜分类

图 24　AVA

多发小于 0.5mm 的 AVA，为 LPM 癌。GIF-290Z 最大放大倍率下所见视野的宽度为 4.75mm。

第 5 章的参考文献

[1]「TNM Classification of Malignant Tumours, 8th ed」（Brierley JD, et al, eds），John Wiley & Sons, 2017

[2] 門馬久美子，他：頸部食道癌の内視鏡診断. 胃と腸，52：1715-1730，2017

[3]「食道癌取扱い規約 第11版」（日本食道学会/編），金原出版，2015

[4] 吉永繁高，他：上部消化管の色素内視鏡（動画付き）. Gastroenterol Endosc, 62：3085-3089, 2020

[5] Gotoda T, et al：Tolerability and efficacy of the concentration of iodine solution during esophageal chromoendoscopy：a double-blind randomized controlled trial. Gastrointest Endosc, 91：763-770, 2020

[6] Muto M, et al：Association of multiple Lugol-voiding lesions with synchronous and metachronous esophageal squamous cell carcinoma in patients with head and neck cancer. Gastrointest Endosc, 56：517-521, 2002

[7] Hori K, et al：Lugol-voiding lesions are an important risk factor for a second primary squamous cell carcinoma in

patients with esosphageal cancer or head and neck cancer. Am J Gastroenterol, 106：858-866, 2011

[8] Katada C, et al：Alcohol Consumption and Multiple Dysplastic Lesions Increase Risk of Squamous Cell Carcinoma in the Esophagus, Head, and Neck. Gastroenterology, 151：860-869. e7, 2016

[9] Ikenoyama Y, et al：Artificial intelligence diagnostic system predicts multiple Lugol-voiding lesions in the esophagus and patients at high risk for esophageal squamous cell carcinoma. Endoscopy, 53：1105-1113, 2021

[10] Yokoyama A, et al：Polymorphisms of alcohol dehydrogenase—1Band aldehyde dehydrogenase—2 and the blood and salivary ethanol and acetaldehyde concentrations of Japanese alcoholic men. Alcohol Clin Exp Res, 34：1246-1256, 2010

[11] 横山 顕：食道扁平上皮癌の危険因子と頭頸部・胃を含むfield cancerization. 日本消化器病学会雑誌, 115：868-880, 2018

[12] 石村典久, 柴垣広太郎：頸部食道inlet patch咽喉頭部不快感, 球症状の隠れた原因？ 消化器内科, 2：41-48, 2020

[13] 前田有紀, 他：食道腺貯留嚢胞/孤立性静脈拡張. 消化器内視鏡, 26：1560-1561, 2014

[14] 前田有紀, 他：食道良性腫瘍および腫瘍様病変の診断―血管腫. 胃と腸, 55：263-268, 2020

[15] 藤原 崇, 他：感染性食道炎―ヘルペス食道炎, サイトメガロウイルス食道病変, 食道カンジダ症. 胃と腸, 46：1213-1224, 2011

[16] Kodsi BE, et al：Candida esophagitis：a prospective study of 27 cases. Gastroenterology, 71：715-719, 1976

[17] 本庶 元, 他：食道異所性皮脂腺の1例. 胃と腸, 43：301-304, 2008

[18] 浅野直喜, 他：好酸球性食道炎の画像診断―内視鏡診断. 胃と腸, 53：291-298, 2018

[19] 吉田 操, 他：1. 食道癌の深達度診断　2）内視鏡像からみた深達度診断. 胃と腸, 36：295-306, 2001

[20] 海上雅光, 他：肉眼像からみた食道表在癌の深達度の読み方. 胃と腸, 27：139-155, 1992

[21] 石原 立, 他：食道癌に対するESD/EMRガイドライン. 日本消化器内視鏡学会雑誌, 62：221-271, 2020

[22] Nagai K, et al：Endoscopic optical diagnosis provides high diagnostic accuracy of esophageal squamous cell carcinoma. BMC Gastroenterol, 14：141, 2014

[23] Shigaki H, et al：Clinicopathological features of esophageal squamous cell carcinoma in never smoker-never drinkers. Diseases of the Esophagus, 30：1-7, 2017

[24] 井上貴裕：リスクファクター（飲酒歴・喫煙歴）のない女性に食道癌！　本当？「こんなときどうする！？　食道癌×咽頭癌　内視鏡の達人たちによる診断と治療」（石原 立/編）, pp148-150, 金芳堂, 2020

[25] 津金昌一郎：消化器がんの動向と生活習慣との関連. 日本消化器病学会雑誌, 117：359-364, 2020

[26] Oyama T, et al：Prediction of the invasion depth of superficial squamous cell carcinoma based on microvessel morphology：magnifying endoscopic classification of the Japan Esophageal Society. Esophagus, 14：105-112, 2017

第**6**章

食管胃结合部
——观察与发现病变的要点

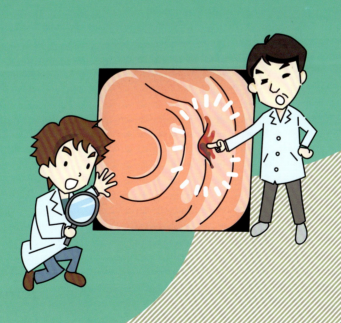

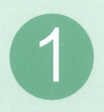

食管胃结合部的解剖

1. 食管与胃的交界在哪儿?

指导医师：你知道食管胃结合部（esophagogastric junction，EGJ），也就是食管与胃的交界在哪儿吗?

住院医师：啊，食管之后就是胃吧。是那个分界线吗? 好像很容易理解啊……

指导医师：实际上食管与胃的交界并不好理解，所以才会提出这个问题。《食管癌处理规范（第 11 版）》中有关 EGJ 的表述见表 1。在每个方面都有规定，必须牢记。

表 1　食管胃结合部（EGJ）的判断

对于食管胃结合部（esophagogastric junction，EGJ）应基于以下标准综合判断，在这些标准中，应优先根据内镜诊断。

1. 内镜
·食管下段栅状血管的末端 ·无法判断栅状血管时，则依据胃纵行皱襞的口侧上缘

2. X 线（上消化道造影）
·食管下段管腔最窄的部位 ·滑动性食管裂孔疝的病例依据胃纵行皱襞的口侧上缘 ·合并巴雷特食管的病例依据胃纵行皱襞的口侧上缘

3. 病理
·肉眼判断（手术标本）：依据从筒状的食管至囊状的胃移行处管径发生改变的部位判断 ·病理学判断： 　黏膜结构保留时： 　　1）非巴雷特食管：将鳞柱状上皮交界（squamocolumnar junction，SCJ）处称为食管胃结合部。 　　2）巴雷特食管：根据固有的食管腺及其导管、双层黏膜肌、栅状血管等组织学表现判断。 　黏膜结构消失的病变： 　　以手术标本的肉眼表现为基础，参照组织学上食管或胃的组织结构来进行推断。

引自文献 [1]

指导医师： 首先，我们从确定 EGJ 开始吧。在规范中内镜、X 线、病理均有各自的判断标准，这些内容并不完全一致，因此在 EGJ 的判断上会存在一定困难。这里先介绍内镜下的诊断标准。首先，当看到栅状血管时，应想到栅状血管的末端就是食管的终点，即 EGJ（图 1）。由于根据胃纵行皱襞判断的重复性较差，因此大多数意见认为在内镜下应根据栅状血管的末端来诊断 EGJ。因食管炎无法看到栅状血管时可口服 PPI，多数情况下都能观察到。当看不到栅状血管时，则根据胃纵行皱襞的口侧上缘判断 EGJ（图 2）。

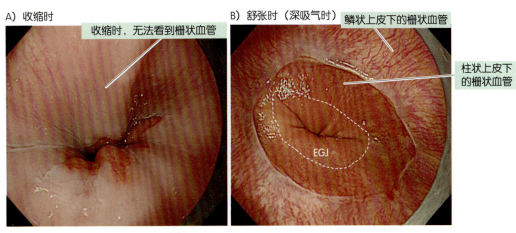

A）收缩时
收缩时，无法看到栅状血管

B）舒张时（深吸气时）
鳞状上皮下的栅状血管
柱状上皮下的栅状血管
EGJ

图 1　EGJ 的判断（栅状血管）

判断栅状血管时，应深吸气。收缩时，表层的复层鳞状上皮增厚，无法看到黏膜固有层内的栅状血管（A）。深呼吸时，食管管腔扩张，表层的复层鳞状上皮变薄，就能看到栅状血管了（B）。栅状血管的末端即为 EGJ。与鳞状上皮下的栅状血管相比，柱状上皮下的栅状血管较难辨认，因此 EGJ 的判断需要一定的经验。

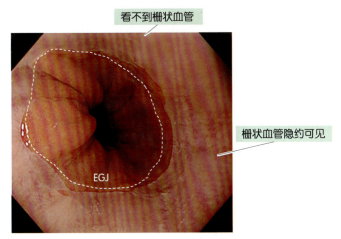

看不到栅状血管

栅状血管隐约可见

EGJ

图 2　栅状血管的判断（胃纵行皱襞的顶端）

伴 GERD（M）时，鳞状上皮颜色发白、浑浊，栅状血管难以辨认。无法看到栅状血管时，依据胃纵行皱襞的口侧上缘（纵行皱襞的顶端）进行判断。本病例 EGJ 和 SCJ 基本一致，判断无巴雷特食管。

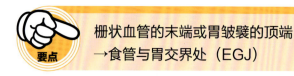
住院医师：栅状血管也存在于食管入口、食管颈段吧。

指导医师：栅状血管存在于有括约肌的地方。食管入口和食管颈段有环咽肌，EGJ 处有下食管括约肌（lower esophageal sphincter，LES）（图 3）。也就是说，下食管括约肌的末端 ＝栅状血管末端 ＝ 所谓的 EGJ。

住院医师：食管下段的栅状血管属于食管的固有血管，因此可以用它来定义食管和胃的交界。那么，栅状血管的长度是多少呢？

指导医师：栅状血管与 LES 的部位基本一致，一般长度为 2～3cm。我们来看看内镜图像和示意图。首先，胃黏膜下层的较为粗大的静脉在 EGJ 处贯穿黏膜肌层，于食管黏膜固有层内纵行 2～3cm，即为栅状血管，终止于 LES，之后进入黏膜下层（图 4）。

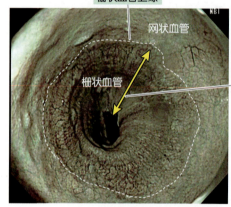

图 3　栅状血管存在的部位
食管的血管为网状血管，而食管下段 LES 处为栅状血管。

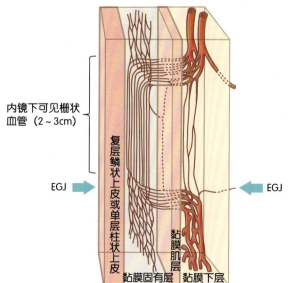

图 4　食管下段栅状血管的结构图
根据文献 [2] 绘制

2. 巴雷特黏膜的定义与诊断

指导医师：理解了 EGJ 之后，再来说说巴雷特黏膜。食管原本所具有的上皮是复层鳞状上皮，这一点我已经强调过很多次了。

住院医师：明白，没问题。食管是食物经过的最初的通道，表层覆盖着复层鳞状上皮，可抵抗机械性刺激，具有保护作用。

指导医师：但是，实际上复层鳞状上皮对胃酸的抵抗力较弱。当胃酸频繁向食管内反流时，复层鳞状上皮可以转化成对胃酸和胃蛋白酶抵抗力较强的单层柱状上皮，这个过程就是柱状上皮化生。化生是指一种成熟组织转变成另一种分化方向的组织的现象。

住院医师：出现另一种分化？不太明白……

指导医师：这是病理总论中所讲的话题。首先，"分化"是指细胞根据其应承担的生物行为机能，表现出特定的形态和功能。简单地说，"分化"就是细胞按照各自应具有的功能进行转变。例如，在胃底腺区域，增殖带内的干细胞向表层分化为具有胃黏膜保护作用的小凹上皮细胞；向深层则分化为可以分泌黏液的副细胞（颈黏液细胞）、分泌胃蛋白酶原 I 的主细胞、分泌胃酸的壁细胞以及内分泌细胞。未能分化为脏器中原本应该存在的细胞，而分化为另一种具有不同功能的细胞的过程即为"化生"。

住院医师：原来如此，本应分化为鳞状上皮的细胞分化成了单层柱状上皮，因此称为柱状上皮化生。

指导医师：由此产生的被化生的柱状上皮所覆盖的黏膜，从胃一直延伸至食管，称为柱状上皮化食管（columnar-lined esophagus，CLE）。在欧美，特别是北美，在柱状上皮化食管中，伴肠上皮化生者称为巴雷特黏膜。而在日本和英国，不论有无肠上皮化生，柱状上皮化食管 = 巴雷特黏膜。另外，将具有巴雷特黏膜的食管称为巴雷特食管。

住院医师：也就是说，为了适应胃酸暴露的环境，发生了从鳞状上皮向柱状上皮的化生性改变。那么，"无论有无肠上皮化生"又是怎么回事呢？

指导医师：鳞状上皮细胞化生为柱状上皮细胞时，这些与小凹上皮、贲门腺等胃固有黏膜相同的柱状上皮有时也会发生化生，进一步化生为肠黏膜上皮。化生为肠黏膜上皮的过程称为肠上皮化生。肠黏膜的细胞内具有富含黏液（黏蛋白）的杯状细胞（goblet cell，**参照 p163 笔记**）。这种具有杯状细胞的上皮被称为特殊柱状上皮（specialized columnar epithelium，SCE），这种化生被称为特殊肠上皮化生（specialized intestinal metaplasia，SIM）。在美国，仅将这种具有特殊肠上皮化生的黏膜称为巴雷特黏膜（图 5、图 6）。也就是说"无杯状细胞，无巴雷特"。

住院医师：美国专家的观点是仅发生胃黏膜化生还不够，还需伴有肠上皮化生，才能称为巴雷特黏膜。那么，为什么要纠结于特殊肠上皮化生呢？

指导医师：这是从巴雷特腺癌是由含杯状细胞的巴雷特黏膜癌变而发生的角度考虑的。含有杯状细胞的巴雷特黏膜进展为癌的风险增加，也就是说，从癌前病变的观点定义巴雷特黏膜。

住院医师：那么，内镜下能看到特殊肠上皮化生吗？

指导医师：这个问题提得很好。由于仅根据常规内镜无法判断特殊肠上皮化生，因此必须取活检，从组织学上证明是否含有杯状细胞，即特殊肠上皮化生。但是，仅在几处取活检，采样误差也可能造成杯状细胞诊断的假阴性。另外，在日本和英国，也有报道认为是否含有杯状细胞在巴雷特腺癌的发病率上并无差异。因此，像在日本和英国这样，定义巴雷特黏膜时无须考虑杯状细胞的观点可能更合适。

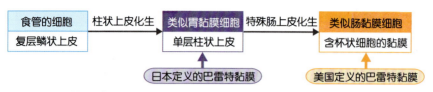

图 5　巴雷特黏膜定义的差别

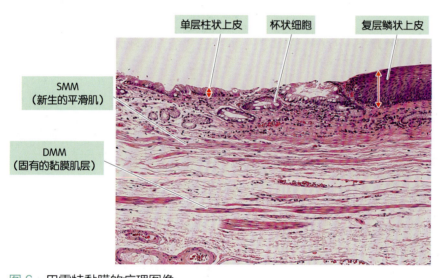

图 6　巴雷特黏膜的病理图像

何谓杯状细胞

杯状细胞是指存在于大肠、小肠的形态呈"杯"状的细胞（图 7）。杯状细胞的胞浆中储存着黏液，以黏蛋白为主，向肠腔内分泌。为什么分泌这种黏液呢？在小肠和大肠中，肠道内存在大量细菌，需要建立防止肠内细菌侵入的防御体系。杯状细胞所分泌的黏液覆盖于肠黏膜表面，可以防止肠内细菌侵入。在大肠、小肠中可见大量杯状细胞。另一方面，食管与皮肤一样，被覆复层鳞状上皮，对细菌具有很强的防御能力。胃内虽然仅有一层上皮细胞（单层柱状上皮），但是胃内的胃酸具有杀菌功能，在胃内酸性环境下细菌难以增殖。基于以上原因，正常的食管、胃内不存在杯状细胞，而小肠、大肠中则存在杯状细胞，goblet（杯）是指比红酒杯大一点儿的带有杯脚的玻璃杯，不是日本人印象中的广口的浅酒杯。

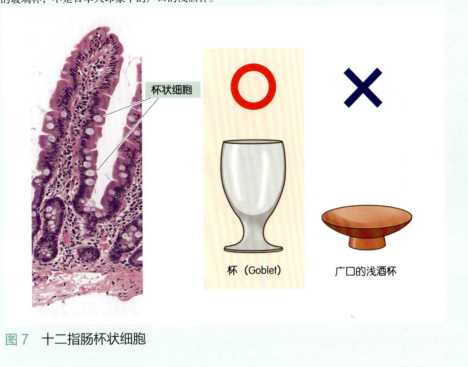

杯状细胞

杯（Goblet）

广口的浅酒杯

图 7　十二指肠杯状细胞

指导医师：那么，通过内镜来看看巴雷特黏膜吧！正常情况下，EGJ 和鳞柱状上皮结合部（SCJ：squamous-columnar junction）是一致的。如果因胃酸反流，鳞状上皮向柱状上皮化生，SCJ 可移向口侧，这时 EGJ 和 SCJ 就不一致了，EGJ 和 SCJ 之间的黏膜就是巴雷特黏膜（图 8）。

住院医师：EGJ 和 SCJ 名称相似，因此有时会发生混淆。

指导医师：在会议上发言时也会发生术语使用错误的情况。

请回想一下这些术语的英文全拼，再想想它们的含义。

要点

理解 EGJ 与 SCJ 的区别：
· 鳞柱状上皮结合部（SCJ：squamous-columnar junction）。
· 食管胃结合部（EGJ：esophagogastric junction）。

指导医师：诊断时应先确认 EGJ，即栅状血管的末端，然后再确认 SCJ。

住院医师：EGJ 有时很难判断，而 SCJ 因其两侧黏膜的色调和结构均存在明显差异，因此判断起来比较简单。

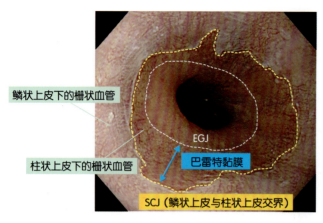

鳞状上皮下的栅状血管

柱状上皮下的栅状血管

EGJ

巴雷特黏膜

SCJ（鳞状上皮与柱状上皮交界）

图 8　巴雷特黏膜
EGJ 与 SCJ 之间是鳞状上皮为柱状上皮所替代的巴雷特黏膜。

3. 巴雷特食管的分类

住院医师：巴雷特食管也是按长度来分类的吧？

指导医师：是的。巴雷特黏膜累及食管全周且长度 ≥ 3cm，称为长段巴雷特食管（long segment Barrett's esophagus，LSBE）；巴雷特黏膜未累及食管全周或虽累及全周但长度 < 3cm 称为短段巴雷特食管（short segment Barrett's esophagus，SSBE）。长度 < 1cm 的短段巴雷特食管称为超短段巴雷特食管（ultra-short segment Barrett's esophagus，USSBE）。在日本，巴雷特食管大多为 SSBE，LSBE 很少。另外，在欧美国家，只要巴雷特黏膜的最大长度达到 3cm（无论是否累及全周，译者注）即定义为 LSBE，这一点在阅读论文时一定要注意。

住院医师：咦，在日本与欧美对 LSBE 的定义是不同的吗？

指导医师：根据目前 2022 年的定义是不同的，在日本下一版处理规范修订时，也许会参照欧美的定义[※]。

住院医师：这样啊。一定要好好看看修订的处理规范。另外，好像还有个布拉格分类（C&M 分类）……

指导医师：在布拉格分类中，以 EGJ 为基线，将向口侧发展的全周性化生的柱状上皮的长度定义为全周长度 C（circumferential extent，全周长度），将最接近口侧的非全周性柱状上皮的长度定义为最大长度 M（maximum extent，最大长度），使用 C 和 M 两项进行记录（图 9、图 10）。

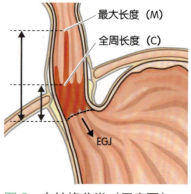

最大长度（M）

全周长度（C）

EGJ

图 9　布拉格分类（示意图）

※《食管癌处理规范（第 12 版）》中，对 LSBE 的定义进行了修订，与国际上的定义保持一致，具体描述如下："当巴雷特黏膜长度 ≥ 3cm 时，诊断 LSBE"引自：「食道癌取扱い規約第 12 版」（日本食道学会 / 编），金原出版，2022

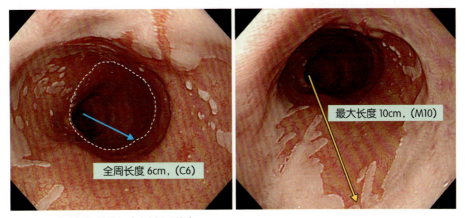

图 10　布拉格分类（内镜图像）

LSBE 病例，全周长度 6cm，最大长度 10cm。记录为 C6M10。

4. 食管胃结合部癌的定义

指导医师：最后，简单介绍一下食管胃结合部癌的定义。该分类有两种，日本的西分类和欧美的 Siewert 分类。西分类定义为"无论组织类型如何，肿瘤中心位于 EGJ 上下 2cm 以内的肿瘤为食管胃结合部癌"（图 11）。而在欧美国家"将肿瘤中心位于 EGJ 食管侧 1cm，胃侧 2cm 以内的肿瘤定义为贲门癌"，相当于 Siewert 分类的Ⅱ型，即真正的贲门癌（图 12）。

住院医师：这个区域为什么要进行特别的分类呢？

指导医师：EGJ 区域的癌与食管下段癌和胃上部癌的淋巴结转移方式不同，因此淋巴结清扫的范围存在差异。因此，临床上需要进行特殊分类。

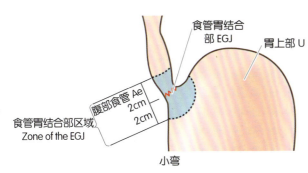

图 11　食管胃结合部癌的定义与名称（西定义）

根据文献 [7] 绘制

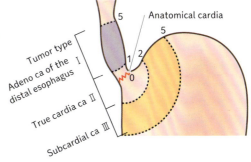

图 12　食管胃结合部（腺癌）的定义与名称（Siewert 定义）

根据文献 [7] 绘制

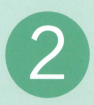

2　食管胃结合部的观察方法

1. EGJ 的观察技巧

住院医师：对 EGJ 来说，在关闭状态下很难观察吧？

指导医师：该处由于下食管括约肌收缩很难观察。观察 EGJ 时，可以让患者深吸气，然后屏住气，在此时进行观察（图 1，**视频➡34**）。由于纵隔内为负压，EGJ 会向口侧上移，同时食管腔也会扩大。另外，由于食管壁展开，复层鳞状上皮变薄，更容易观察栅状血管。此时，胃内的空气量越少越好。

住院医师：对患者的镇静较深时，患者就不能配合做深呼吸了吧？

指导医师：是这样的。这时可以将胃镜插入胃内，然后一边慢慢退镜，一边观察 EGJ。对巴雷特食管腺癌进行术前精查时，应少用咪达唑仑等镇静剂，可以使用盐酸哌替啶等镇痛剂。

住院医师：对于合并食管裂孔疝的病例，也可以倒镜观察吧？

指导医师：对，巴雷特食管常合并滑动型食管裂孔疝，因此倒镜观察也很有效（图 2）。倒镜进入疝囊后，受呼吸运动的影响减少，可以稳定地观察。

A）常规

B）吸气时

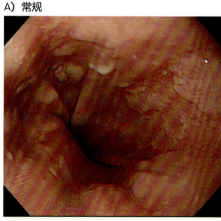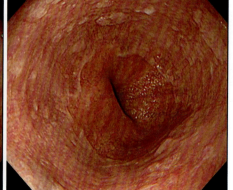

图 1　EGJ 的观察
深吸气后屏住气，食管下段展开，易于观察。

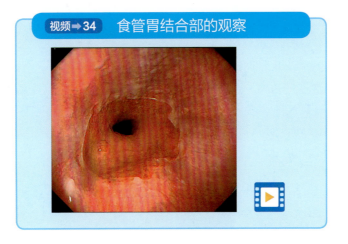

视频➡34　食管胃结合部的观察

A）直视

B）倒镜观察

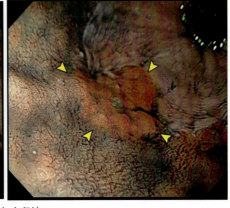

图 2 EGJ 的观察（合并食管裂孔疝的病例）

0–IIa，12mm×8mm，tub2，pT1b–SM2 的巴雷特食管腺癌。在疝囊内倒镜观察的病例。靛胭脂染色有助于巴雷特食管腺癌的观察。

吸气时观察 EGJ。

2. 注意避免漏诊癌

指导医师：应注意 EGJ 观察不仔细时，容易漏诊癌。即使患者每年都进行内镜检查，有时也能发现进展期癌。

住院医师：这是由于在食管收缩、看不清的情况下勉强进镜观察导致的吧……

指导医师：在 EGJ 收缩的状态下，无论是谁都很难发现癌，看一下实际病例（图3、图4，视频➡35）。一定要有"可能漏诊癌"的警惕性，对这个部位仔细观察。

A）收缩时　　　　　　　　　　　B）扩张时

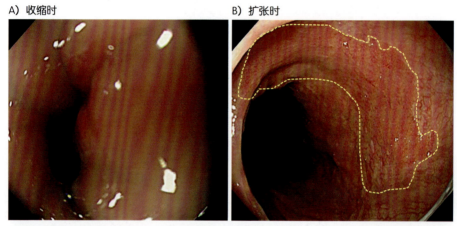

图3　难以发现的位于 EGJ 的肿瘤（病例1）

0-Ⅱc，30mm×15mm，tub1，pT1a-SMM 的巴雷特食管腺癌。虽然病变较大，但是在食管胃结合部收缩的状态下观察也容易漏诊。

A）收缩时　　　　　　　　　　　B）扩张时

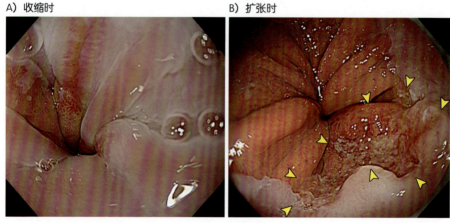

图4　难以发现的位于 EGJ 的肿瘤（病例2）

0-Ⅱa +Ⅱc，24mm×19mm，tub2＞por，pT2（MP）的巴雷特食管腺癌。收缩状态下几乎无法识别肿瘤。

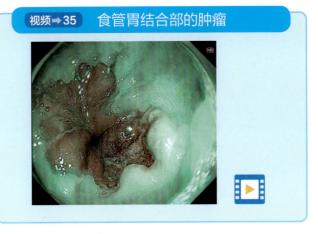

视频➡35　食管胃结合部的肿瘤

观察 EGJ 时要有"可能漏诊癌"的警惕性。

②癌研医院的冲击

对于来癌研医院后的感受，我用关西方言来表达我的心声，并配上简单的解说。

·到现在为止看漏了多少呢······

在周二和周四的讨论会上，所有的内镜治疗病例都会被展示出来。"这会是癌吗？""这么小的病变都能发现啊······"，全是这种病例。

·转诊的病例真不少啊，还有从冲绳和北海道来的呢······

总之，转诊的病例数量超多。这不仅是由于"癌研"的品牌效应，我觉得也和老师们认真地在介绍信中沟通和宣传有关。

·大家的眼睛里都藏着 AI 吗？

总之医生们的诊断能力、发现早癌的能力实在是太高超了。有时也会发生平泽医生接镜后竟然发现 3 个胃早癌这种令人很受刺激的事情（笑）。

·一天要做多少检查和治疗呢？

每天胃镜 50 例，肠镜 40 例，这个数字本来就很令人咂舌了，1 周的 ESD 数量竟然超过35 例······

正是因为癌研医院拥有这么优秀的员工，才能承担起如此庞大的诊疗数量。

光听这些，会不会觉得"自己可有点······"实际上并非如此！（见下卷奋斗日记③）。

（中尾荣祐）

第6章　食管胃结合部

169

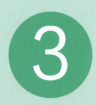

3 食管胃结合部的良性病变

指导医师

：下面介绍一下需要与巴雷特食管腺癌鉴别的病变，胃食管反流病和食管胃结合部的炎症性息肉。

1. 胃食管反流病（GERD）

胃食管反流病（gastroesophageal reflux disease，GERD）是指由于胃食管反流引起食管黏膜破损和（或）相关反流症状的疾病。GERD 分为两类：即存在食管黏膜破损的"糜烂性 GERD（反流性食管炎）"；仅有临床症状的"非糜烂性 GERD"。

由于食管黏膜与胃酸接触可引起食管上皮损伤，因此在 GERD 的诊断中使用黏膜破损（mucosal break）这一术语进行描述。既往使用的"糜烂""溃疡"等术语，很难明确表述其含义和内镜下表现。mucosal break 定义为"与周围正常黏膜相比，可见显著发红或附着白苔的区域"。病变的严重程度采用 Grade 分类。在日本使用较为广泛的是修订的洛杉矶分类，轻度的 M 级、A 级较多，而重度的 C 级、D 级较少（图 1～图 6）。

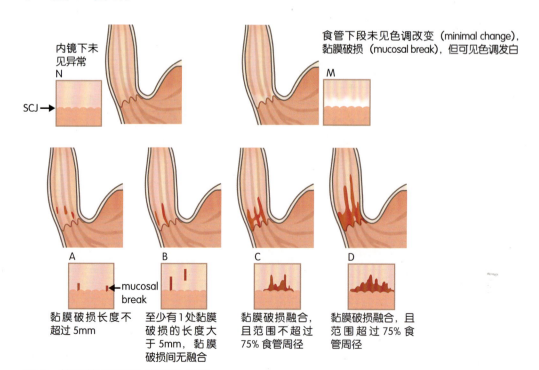

内镜下未见异常
N

SCJ→

食管下段未见色调改变（minimal change），黏膜破损（mucosal break），但可见色调发白

M

A

←mucosal break

黏膜破损长度不超过 5mm

B

至少有 1 处黏膜破损的长度大于 5mm，黏膜破损间无融合

C

黏膜破损融合，且范围不超过 75% 食管周径

D

黏膜破损融合，且范围超过 75% 食管周径

图 1　修订的 GERD 洛杉矶分类

观察 GERD 时应让患者深吸气，在食管下段至 EGJ 舒张的状态下进行评价。内镜图像上表现为条形或**三角形发红**；**白苔附着**；**周围黏膜浑浊发白**；可见再生上皮，呈羽毛样改变。有时需要与巴雷特黏膜和巴雷特食管腺癌进行鉴别。

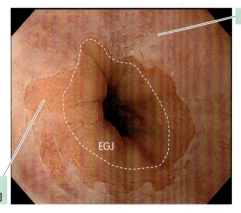

色调略微发白

EGJ

无黏膜破损 [发红（−），白苔（−），羽毛样改变（−）]

图 2　Grade M

酸反流造成鳞状上皮浑浊、发白，栅状血管模糊。判断 EGJ 位于胃皱襞顶端的虚线处。EGJ 口侧的柱状上皮为巴雷特黏膜，由于无发红、白苔等炎症表现，因此不能诊断黏膜破损。注意不要把巴雷特黏膜误认为黏膜破损。

三角形黏膜破损

黏膜破损周围的羽毛样改变

条形黏膜破损

图 3　Grade A

SCJ 周边可见三角形、条形发红，周边呈羽毛样，考虑为黏膜破损。黏膜破损的长度均小于 5mm，诊断为 Grade A。

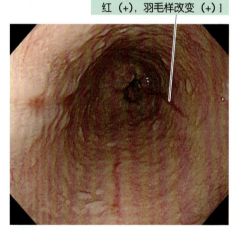

纵行黏膜破损 [发红（+），羽毛样改变（+）]

图 4　Grade B

多发纵行长度大于 5mm 的黏膜破损。病变独立存在，黏膜破损之间无融合。

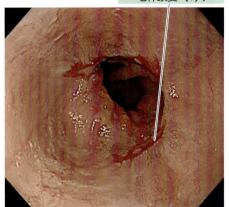

相互融合的黏膜破损［发红（+），羽毛样改变（+）］

图 5　Grade C

黏膜破损间相互融合，周围黏膜明显浑浊发白。

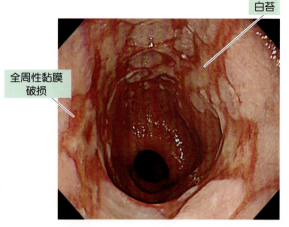

白苔

全周性黏膜破损

图 6　Grade D

附着白苔的黏膜破损相互融合，达管径全周。

2.　食管胃结合部炎症性息肉

　　由于 GERD 所致的反应性改变，在 EGJ 附近有时可形成隆起性病变，称为食管胃结合部炎性息肉（inflammatory polyp of the EGJ）等。其好发部位与巴雷特食管腺癌相同，均为 0—3 点钟方向。根据内镜下表现可分为 2 种类型：呈粗大黏膜样表现的小凹上皮型（图 7）和部分表面被覆鳞状上皮，伴发红、糜烂和白苔的鳞状上皮型（图 8）；有时也能看到小凹上皮型和鳞状上皮型混合的情况。诊断要点为：**隆起口侧可见反流性食管炎所致的黏膜增厚、浑浊发白、发红、糜烂。**

　　病理组织学上表现为由小凹上皮或鳞状上皮增生、伴炎症细胞浸润的肉芽组织所构成的良性病变，但是具有明显的反应性异型性，**病理诊断有时与癌难以鉴别（尤其是鳞状上皮型）。**如果不告诉病理医生内镜下怀疑为炎性息肉，有时会误诊为癌，肉芽组织内的间质细胞有时也存在异型性，可能会被误诊为肉瘤（称为 pseudosarcomatous reaction，假肉瘤反应）。

　　因为服用 PPI，食管炎消退后息肉可以缩小，所以在良恶性诊断困难时，建议服用 PPI 后再复查胃镜。但是，对于鳞状上皮型，有时即使服用 PPI 也没有改善。

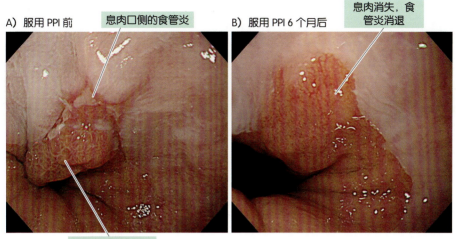

A）服用 PPI 前　　息肉口侧的食管炎

B）服用 PPI 6 个月后　　息肉消失，食管炎消退

粗大黏膜样息肉

图 7　食管胃结合部的炎性息肉（小凹上皮型）

于 1—2 点钟方向可见食管炎引起的糜烂，其胃侧可见呈小凹上皮增生样的息肉。服用 PPI 6 个月后，糜烂和息肉消失。

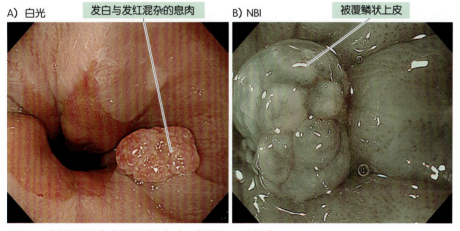

A）白光　　发白与发红混杂的息肉

B）NBI　　被覆鳞状上皮

图 8　食管胃结合部的炎性息肉（鳞状上皮型）

于 3 点钟方向可见发白与发红混杂的 6mm 大小的息肉。表面凹凸不平，可见小结节聚集。NBI 下可见黏膜发白的部分表面被覆鳞状上皮。

要点

· GERD：根据色调发白、发红、白苔、羽毛样改变的表现进行诊断。

· 食管胃结合部息肉：GERD 所致的炎性息肉，服用 PPI 后缩小。

4 食管胃结合部恶性肿瘤（巴雷特食管腺癌）

：在最近学会的讨论上，巴雷特食管腺癌成为热门话题。这是为什么呢？

：以前一致认为巴雷特食管腺癌在欧美国家发病率较高，而在日本较少。但是，日本由于饮食、生活习惯逐渐西方化，虽然幽门螺杆菌感染率下降，但 GERD 的发病率却不断增加。与此同时，巴雷特黏膜也变得更常见了。来源于巴雷特黏膜的巴雷特食管腺癌也逐渐增加了。

住院医师：总的来说，在食管癌中鳞癌和巴雷特食管腺癌哪种更多见呢？

指导医师：虽说巴雷特食管腺癌增加了，但是，在日本，仅有 5% ~ 8% 的食管癌为巴雷特食管腺癌，还是以鳞癌为主。而在欧美国家，50% 以上的食管癌均为巴雷特食管腺癌，这点与日本有很大差异。

住院医师：不同国家巴雷特食管腺癌的比例竟然有这么大的差别，看来生活环境、人种的差别影响真是太大了！

指导医师：那么，我们来说说巴雷特食管腺癌的内镜诊断吧。你知道巴雷特食管腺癌的内镜特点吗？

住院医师：以前学过，典型表现是 EGJ 口侧的发红隆起，右侧居多。

指导医师：是的。巴雷特食管腺癌大多位于 0—3 点钟方向（图 1），90% 色调发红，70% 为隆起型。

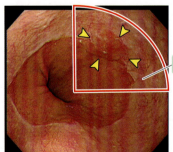
0—3 点钟方向为巴雷特食管腺癌的好发部位

图 1　EGJ 0—3 点钟方向的发红隆起

要点

EGJ 0—3 点钟方向发红：
警惕巴雷特食管腺癌！

住院医师：为什么大多在 0—3 点钟方向？

指导医师：解剖学上证实胃酸反流大多在右侧壁。巴雷特食管腺癌的发生也与胃酸反流有关，因此来源于 SSBE 的巴雷特食管腺癌好发于胃酸反流较多的 0—3 点钟方向。这项研究是由癌研医院报道的。8 通道（8 方向）24 小时 pH 监测显示癌发生的部位与酸反流方向一致。

住院医师：您也做过这样的研究吗？

指导医师：我是以健康受试者的身份参加研究的。在鼻子里插入导管观察 24 小时是很痛苦的……

住院医师：挺身而出，为医学献身。我知道了，来源于 SSBE 的巴雷特食管腺癌大多发生于 0—3 点钟方向。那么来源于 LSBE 的巴雷特食管腺癌呢？

指导医师：来源于 SSBE 的巴雷特食管腺癌与来源于 LSBE 者具有不同特点。LSBE 来源的巴雷特食管腺癌并不是好发于右侧，而是各个方向都可能发生。另外，常可见凹凸和色调变化不明显的 0–IIb 型病变；同时性和异时性癌多发也是其特征。

住院医师：很难见到来源于 LSBE 的巴雷特食管腺癌啊！

指导医师：是这样的。在日本 LSBE 本来就很少见，因此，大部分巴雷特食管腺癌来源于 SSBE。由于来源于 LSBE 的巴雷特食管腺癌在一般医院中不常见，因此建议由经验丰富的内镜医生来进行 LSBE 的筛查。

住院医师：发现巴雷特食管腺癌有什么技巧吗？

指导医师：首先，要使 EGJ 充分展开，应用镇静剂不能配合深吸气时，要反复进出多次进行观察。不仅在进镜时，退镜时也要观察 EGJ。最重要的是，应该一边保持着巴雷特食管腺癌可能会隐藏起来的警惕性，一边进行观察。

住院医师：刚才也提到了，应注意右侧的发红隆起？

指导医师：典型病例是这样的。虽说约 70% 病例为隆起型，但 30% 的病例是相较于隆起型更难发现的平坦型和凹陷型。

住院医师：如果只注意隆起型的话，就会漏掉平坦型和凹陷型病变。因此还应注意观察巴雷特黏膜中略微发红的地方。

指导医师：另外，也有通过 NBI 非放大观察发现的病例。当发现巴雷特黏膜时，可以在 NBI 非放大下进行观察，确认巴雷特黏膜内有无色调和结构改变的区域。

要点

发现巴雷特黏膜时，寻找巴雷特食管腺癌：

· 观察时应警惕癌可能被漏诊。

· 不仅应注意发红隆起型，还应关注平坦型和凹陷型病变。

指导医师：那么，让我们来学习实际的病例吧（**病例 1～病例 6**）。在巴雷特食管腺癌中，许多病例发展速度很快，由于前一次检查没有注意到黏膜轻微发红，第二年复查时进展至 SM 癌的病例也不少，因此应一边警惕避免漏诊巴雷特食管腺癌，一边反复认真地观察。

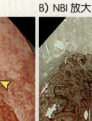

病例1

A) 白光　　　0—2点钟方向的发红隆起

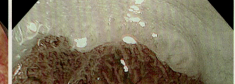

B) NBI 放大

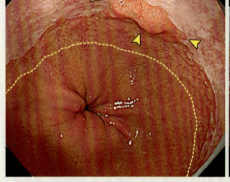

考虑 EGJ 在栅状血管末端的黄色虚线处。与胃纵行皱襞上缘的位置一致。其口侧的柱状上皮为巴雷特黏膜。0—2点钟方向可见发红的隆起型病变。表面不规整，缺乏光泽。0—3点钟方向与巴雷特黏膜延续的发红隆起病变疑似巴雷特食管腺癌。NBI 放大下观察在不规则的结构内部可见扩张、迂曲的异型血管，疑似为癌。

诊断 0-Ⅰ，12mm×8mm，tub1 > tub2，pT1a-DMM

病例2

A) 白光　　　　　　　　　　B) 近景　　　3点钟方向的粗糙黏膜

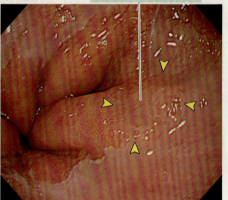

背景存在 SSBE 和 GERD（Grade A）。与 SSBE 相比，3点钟方向的黏膜缺乏光泽，有些粗糙感。这种"粗糙感"对于诊断其他部位的消化道癌也很重要。这种表现应怀疑巴雷特食管腺癌，应抵近观察。抵近观察时发现黏膜表面的凹凸不平更加明显。如果未能注意到这种表现，1年后可能进展为 SM 癌。

诊断 0-Ⅱc，9mm×4mm，tub1 > tub2，pT1a-DMM

病例 3

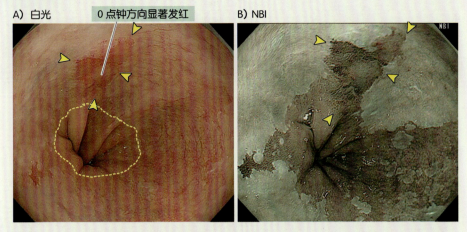

A) 白光　　0 点钟方向显著发红　　B) NBI

考虑 EGJ 位于纵行皱襞的口侧终点和栅状血管末端的黄色虚线处。其口侧的柱状上皮为巴雷特黏膜。0 点钟方向可见与周围巴雷特黏膜相比显著发红的区域。看到这种色调变化时应怀疑为巴雷特食管腺癌。NBI 非放大下观察可见黏膜与周边相比呈茶色色调、结构粗大。

诊断 0-Ⅱc，16mm×8mm，tub1 > tub2，pT1a-SMM

病例 4

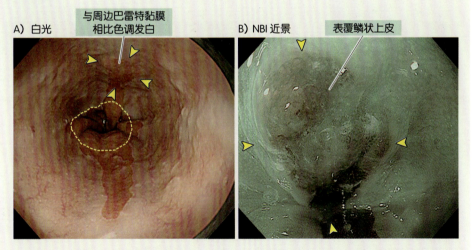

A) 白光　　与周边巴雷特黏膜相比色调发白　　B) NBI 近景　　表覆鳞状上皮

0 点钟和 6 点钟方向可见巴雷特黏膜呈舌状延伸。0 点钟方向的巴雷特黏膜口侧可见色调黯淡、发白的区域。NBI 下近景观察可见表层覆盖鳞状上皮。这种情况应注意可能存在巴雷特食管腺癌向鳞状上皮下进展，不仅应注意色调发红，也应关注色调发白的改变。

诊断 0-Ⅱa，8mm×7mm，tub1 > tub2，pT1b-SM1

病例5

A）白光　　与周边巴雷特黏膜相比色调发白　　　B）NBI　　表覆鳞状上皮

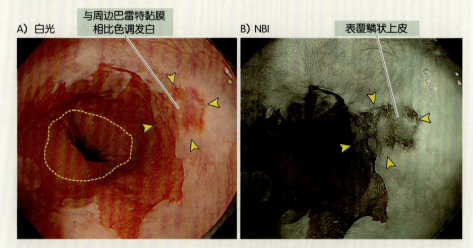

可见环周范围较大的巴雷特黏膜。3点钟方向舌状延伸处的黏膜与巴雷特黏膜相比色调发白。NBI下可见表层覆盖较薄的鳞状上皮。也应注意这种色调黯淡的发红。

诊断 0-Ⅱc，12mm×8mm，tub1，pT1b-SM2

病例6

A）白光　　LSBE（C7M9）　　　B）白光　　淡红色凹陷

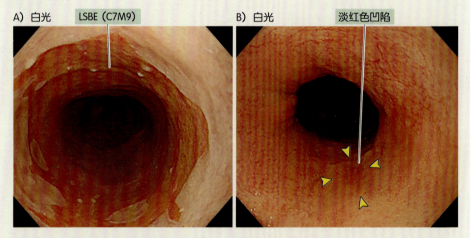

背景为C7M9的LSBE，巴雷特黏膜内可见淡红色凹陷。针对来源于LSBE的巴雷特食管腺癌，应注意微细的色调和凹凸改变。
A）距门齿31cm处观察；B）距门齿37cm处观察

（续下页）

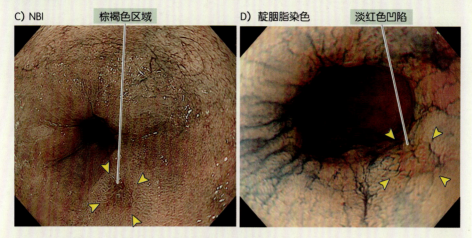

C）NBI　　棕褐色区域

D）靛胭脂染色　　淡红色凹陷

NBI 下呈棕褐色区域，靛胭脂染色后可见发红的凹陷性病变。

来源于 LSBE 的巴雷特食管腺癌难以诊断的原因如下：

①好发部位不固定；②平坦型多见；③有时为多发病变；④存在低异型度癌

C，D）距门齿 37cm 处观察

诊断 0-Ⅱc，5mm×4mm，tub1，pT1a-SMM

笔记 ▶　　**巴雷特食管癌变的风险因素与监测**

　　据日本消化内镜学会开展的多中心前瞻性队列研究报道，LSBE（按照欧美国家的定义：最大长度超过 3cm 的巴雷特食管）腺癌的发生率为 1.2%。发生率可谓是相当高。鉴于 LSBE 来源的巴雷特食管腺癌很难被发现，必须每年进行一次内镜监测。但是，LSBE 的发生率在日本仅为 0.35% 左右，绝大多数病例还是 SSBE。那么 SSBE 的监测频率为多长时间呢？有报告认为巴雷特食管的长度与癌变发生率相关，SSBE 的腺癌发生率很低，约为 0.19%。因此，SSBE 特别是小于 1cm 的超短段巴雷特食管（USSBE），在一些欧美国家的指南中并未被列为随访对象。综上所述，将 SSBE 视为癌变风险因素进行随访的成本效益比是较低的，在《食管癌处理规范（2017 版）》中，"对巴雷特食管进行随访为弱推荐"。

第 6 章　食管胃结合部

病理上所见的巴雷特黏膜

巴雷特黏膜常可见以下任一种表现（图2）。这些表现可以说是"食管部位的解剖学证据"。

①柱状上皮黏膜层内可见食管固有腺导管，黏膜下层可见食管固有腺。

②柱状上皮内可见残存的岛状鳞状上皮（鳞状上皮岛）。

③黏膜肌层上方的黏膜固有层可见栅状血管。

④黏膜层内可见双重黏膜肌。

在胃酸反流的持续刺激下，黏膜破坏与再生的过程中，原有的黏膜肌层浅层的黏膜固有层内新生的平滑肌增生，称为黏膜肌层双层结构（难以辨认出双层结构的较多，也可表现为多层黏膜肌）。固有的黏膜肌层称为深层黏膜肌（deep muscularis mucosae，DMM），新生黏膜肌层称为浅层黏膜肌（superficial muscularis mucosae，SMM）。

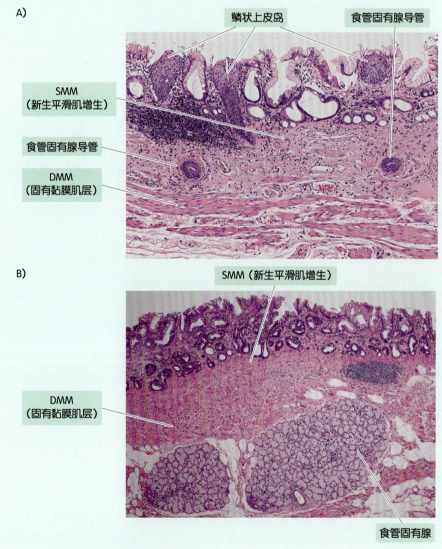

图2　病理上所见的巴雷特黏膜

第 6 章的参考文献

[1] 「食道癌取扱い規約 第11版」（日本食道学会/編），金原出版，2015

[2] de Carvalho CAF：ur l'angio-architecture veineuse de la zone de transition oesophago-gastrique et son interprétation fonctionnelle. Acta Anat, 64：125-162, 1966

[3] Salimian KJ, et al：Definition of Barrett Esophagus in the United States：Support for Retention of a Requirement for Goblet Cells. Am J Surg Pathol, 42：264-268, 2018

[4] Gatenby PA, et al：Relevance of the detection of intestinal metaplasia in non-dysplastic columnar-lined oesophagus. Scand J Gastroenterol, 43：524-530, 2008

[5] Fitzgerald RC, et al：British Society of Gastroenterology guidelines on the diagnosis and management of Barrett's oesophagus. Gut, 63：7-42, 2014

[6] Sharma P, et al：The development and validation of an endoscopic grading system for Barrett's esophagus：the Prague C & M criteria. Gastroenterology, 131：1392-1399, 2006

[7] 「胃癌取扱い規約第15版」（日本胃癌学会/編），金原出版，2017

[8] 星原芳雄：改訂ロサンゼルス分類. 胃と腸，54：588-589，2019

[9] 小沢俊文，他：食道胃接合部における炎症性ポリープの臨床病理学的検討. Gastroenterol Endosc，44：980-989，2002

[10] 小山恒男，他：食道炎に伴う接合部病変―癌と鑑別を要する隆起，陥凹. 胃と腸，46：1202-1212，2011

[11] 西 隆之，他：表在型Barrett食道癌の疫学. 胃と腸，51：1252-1258，2016

[12] Tachimori Y, et al：Comprehensive registry of esophageal cancer in Japan, 2012. Esophagus, 16：221-245, 2019

[13] 小池智幸，他：食道腫瘍性病変の内視鏡診断―Barrett食道癌の診断. 胃と腸，55：514-529，2020

[14] Yamasaki A, et al：Endoscopic features of esophageal adenocarcinoma derived from short-segment versus long-segment Barrett's esophagus. J Gastroenterol Hepatol, 35：211-217, 2020

[15] Omae M, et al：Correlation of the location of superficial Barrett's esophageal adenocarcinoma（s-BEA）with the direction of gastroesophageal reflux. Endosc Int Open, 4：E515-E520, 2016

[16] Matsuhashi N, et al：Surveillance of patients with long-segment Barrett's esophagus：A multicenter prospective cohort study in Japan. J Gastroenterol Hepatol, 32：409-414, 2017

[17] Desai TK, et al：The incidence of oesophageal adenocarcinoma in non-dysplastic Barrett's oesophagus：a meta-analysis. Gut, 61：970-976, 2012

[18] Clermont M & Falk GW：Clinical Guidelines Update on the Diagnosis and Management of Barrett's Esophagus. Dig Dis Sci, 63：2122-2128, 2018

[19] 「食道癌診療ガイドライン2017年版 第4版」（日本食道学会/編），金原出版，2017

■ 作者简介

著者

平澤俊明 （ひらさわ　としあき）

1999 年　高知医科大学卒業

1999 年　聖路加国際病院　内科系レジデント

2002 年　千葉大学附属病院　第一内科

2003 年　君津中央病院　消化器内科

2004 年　東葛辻仲病院　消化器内科

2006 年　がん研有明病院　消化器内科

2021 年　がん研有明病院　上部消化管内科　胃担当部長

病理監修

河内　洋 （かわち　ひろし）

1998 年　東京医科歯科大学卒業

2002 年　東京医科歯科大学大学院修了

2002 年　昭和大学横浜市北部病院　消化器センター

2003 年　東京都立駒込病院　病理科

2005 年　東京医科歯科大学医学部附属病院　病理部

2008 年　東京医科歯科大学大学院　人体病理学分野

2012 年　東京医科歯科大学　ラテンアメリカ共同研究拠点

2015 年　がん研究会有明病院　病理部

2019 年　がん研究会有明病院　病理部　部長／がん研究所病理部　副部長

2020 年　がん研究会有明病院　病理部　部長／がん研究所病理部　診断病理学担当部長